மருத்துவத்தில் மாற்றுக் கருத்துகள்

Dr. S.முகமது அலீம்

டிஸ்கவரி பப்ளிகேஷன்ஸ்
எண்: 9, பிளாட் எண்: 1080A, ரோஹிணி பிளாட்ஸ்
முனுசாமி சாலை, கே.கே.நகர் மேற்கு,
சென்னை - 600 078. பேச: 99404 46650

மருத்துவத்தில் மாற்றுக் கருத்துகள் (கட்டுரை)

ஆசிரியர்: டாக்டர் எஸ்.முகமது அலீம்

MARUTHUVATHIL MAATRU KARUTHUKAL (Essay)

Author: Dr. S.Mohamed Aleem

Printed in India

First Edition: September - 2022

வெளியீட்டு எண்: 0189

ISBN: 978-93-95285-06-3

Pages: 128

Rs. 160

Publisher • *Sales Rights*

Discovery Publications	**Kavikko Publications**
No. 9, Plot,1080-A, Rohini Flats,	No. 6, CIT Colony,
Munusamy Salai,	Second main road,
K.K.Nagar West,	Mylapore, Chennai-600 004.
Chennai - 600 078.	Off Ph: 94440 25000
Mobile: +91 99404 46650	Mobile: 99400 06300

discoverybookpalace@gmail.com
WWW.DISCOVERYBOOKPALACE.COM

இந்த நூலில் வெளியாகியுள்ள எந்த ஒரு பகுதியையும் பதிப்பாளரின் எழுத்துப்பூர்வமான முன்அனுமதி பெறாமல் எடுத்தாள்வதோ, மறுவெளியீடு செய்வதோ, மொழியாக்கம் செய்வதோ, அச்சு மற்றும் மின்னணு ஊடகங்களில் மறுபதிப்புச் செய்வதோ, காப்புரிமைச் சட்டப்படி தடை செய்யப்பட்டுள்ளன. இந்த நூலிலிருந்து குறிப்பிட்ட பகுதிகளை மேற்கோள்காட்டி புத்தக விமர்சனம் செய்ய, ஊடகங்களுக்கு மட்டும் அனுமதி உண்டு.

உங்கள் கைப்பேசியிலிருந்து ஸ்கேன் செய்து 'டிஸ்கவரி புக் பேலஸ்' மொபைல் ஆப்பை பதிவிறக்கம் செய்து, புத்தகங்களை வாங்குங்கள்.

சமர்ப்பணம்

மருத்துவ முறையிலும் வாழ்க்கை முறையிலும்
மாற்றங்களை இனம் கண்டு
மாற்றங்களோடு ஒத்துப்போகும் கலையை
எனக்குக் கற்றுக்கொடுத்த
எனது ஆசான்
Dr. S.P. கோப்பிக்கர்
அவர்களுக்கு

பொருளடக்கம்

- இந்த நூல் உதயமாக உதவியவர்கள் — 06
- நல்வாழ்வுக்கு ஒரு ஞானக் களஞ்சியம் — 08
- நோதலும் தணிதலும் — 11
- உடல்நல உரிமைகளைக் காக்க ஒரு வழிகாட்டி — 19
- வாழ்த்துரை — 21

1. உள்ளே நுழையும் முன் — 22
2. ஒரு முன்னோட்டம் — 26
3. ஆரோக்கியமும் நோய்களும் — 28
4. நோய் என்றால் என்ன? — 30
5. சுதந்திரம் ஆரோக்கியத்தின் திறவுகோல் — 37
6. தனிமனித சுதந்திரமும் சமூகமும் — 41
7. உள்ளுணர்வு ஆரோக்கியத்தின் வழிகாட்டி — 46
8. அறிவும் ஞானமும் — 52
9. மனிதர்களின் தோற்றம் — 58
10. சுய குணப்படுத்தும் சக்தி — 62
11. நோயின் காரணங்கள் — 69
12. நோய் ஒன்றே — 73
13. ஆரோக்கியமும் நோயும் ஒன்றே — 81
14. உணர்வோடு உணவு உண் — 85
15. பசித்துப் புசி — 91
16. நஞ்சாகும் உணவு — 94
17. அமிலத்தின் அடாவடி — 96
18. தண்ணீர் படும் பாடு — 99
19. பிடித்ததெல்லாம் ஆரோக்கியத்திற்கு நல்லதா? — 103
20. உடற்பயிற்சி — 109
21. தூக்கம் — 114
22. முதுமை — 119
23. இறப்பு — 122
24. வெளியேறிய பின் — 125

நன்றி:

இந்த நூல் உதயமாக உதவியவர்கள்

என்னிடம் மருத்துவ ஆலோசனை பெறவந்த அனைவரும்... இந்த நண்பர்களே எனது வாழும் பரிசோதனைக் கூடங்கள் ஆவார்கள். இவர்களில் பெரும்பாலானோர் எனது ஆலோசனைகளை ஏற்று, நடைமுறையில் சோதித்து, பெற்ற பலனை என்னிடம் பகிர்ந்து கொண்டதன் விளைவுதான் இந்தப் புத்தகம். நண்பர்களுக்கும், நேரடியாகவும் மறைமுகமாகவும் எனக்கு உதவிய நோயுற்ற, நோயற்ற அனைவருக்கும் எனது மனமார்ந்த நன்றிகள்.

பத்மஸ்ரீ சிற்பி பாலசுப்பிரமணியம் அவர்கள் இந்த நூலை முழுவதும் படித்துவிட்டு ஒரு திறனாய்வுக் கட்டுரையையே அணிந்துரையாக எழுதித் தந்துள்ளார்கள். முதுமையிலும் அயராது உழைக்கும் அவர்கள் தமது பணிச்சுமையையும் தாண்டி எனது நூலுக்கு அணிந்துரை எழுதித் தந்துள்ளது எனக்குக் கிடைத்த கௌரவம் என்று கருதுகிறேன். அவரது அன்புக்கு எனது மனமார்ந்த நன்றிகள்.

வழக்கறிஞர் திருமதி அ.அருள்மொழி அவர்களைத் தமிழ்கூறும் நல்லுலகம் நன்கறியும். அவர்களும் இந்த நூலை முழுவதும் படித்து, ஒவ்வோர் அத்தியாயத்தையும் அலசி ஆராய்ந்து தம்முடையக் கருத்துகளை ஓர் அணிந்துரையாக எழுதித் தந்துள்ளார்கள். அவர்களின் கருத்துகள் இந்த நூலுக்குச் செறிவூட்டுவதாக அமைந்துள்ளன. அவர்களுக்கும் எனது இதயபூர்வமான நன்றிகள்.

எனது மருத்துவப் பணியை நான் தொடங்கிய நாள்முதல் என்னுடன் பயணிக்கும் எனது மருத்துவ நண்பர்களுடன் எனக்கு உள்ள நட்பும், கலந்துரையாடல்களும் எனது கருத்துகளுக்கு வலிமை படைத்துள்ளன. குறிப்பாக மரு. P. V. வெங்கட்ராமன், அவரது துணைவியார் மரு. திருமதி S.ஜெகதா, மரு. A.பாலாஜி (திருச்சி), மரு. V.முத்துக்குமார் (USA) ஆகியோரின் பங்களிப்பு இந்த நூல் முழுமை பெற உதவியுள்ளது. மரு. திருமதி S.ஜெகதா அவர்கள் இந்த நூல் பிழை இன்றி வெளிவரவேண்டும் என்று பக்கத்துக்குப் பக்கம் பிழை திருத்தித் தந்துள்ளார்கள். மரு. V.முத்துக்குமார் அவர்களின் அணிந்துரை இந்த நூலுக்குச் சிறப்புச் சேர்க்கிறது. இவர்கள் அனைவருக்கும் எனது மனமார்ந்த நன்றிகள்.

டாக்டர் கோப்பிக்கர் ஃபவுண்டேஷன் ஃபார் ஹோமியோபதி (Dr. Koppikar Foundation for Homoeopathy) உறுப்பினர்கள் அனைவரும் எனது சிந்தனைக்குத் தீனி போட்டவர்கள். எல்லோருக்கும் நன்றிகள் பல.

தட்டச்சுப் பணியில் அயராது உழைத்த எனது மருமகன் திரு. M.தமீம் ரியாஸ், கருத்துகள் பல பரிமாறிக்கொண்ட எனது மருமகன்கள் திரு. M.ஷேக் பரீது, மரு. S.நெய்னா முகமது ஆகியோருக்கும், என்றும் எனக்குப் பக்கபலமாக இருக்கும் எனது மனைவி நசீமா அலீம், மகள்கள் ரமீஸ் பாத்திமா, மரு. நபீஸ் பாத்திமா, ஹபீஸ் பாத்திமா ஆகியோருக்கும் எனது அன்பு நன்றிகள்.

இந்நூலை அழகாக வடிவமைத்து, சிறப்பாக அச்சிட்டு வெளியிடும் 'டிஸ்கவரி பப்ளிகேஷன்ஸ்' நிறுவனத்தாருக்கும், குறிப்பாக திரு.மு.வேடியப்பன் அவர்களுக்கும், விற்பனை பொறுப்பை ஏற்றுக்கொண்டுள்ள 'கவிக்கோ பப்ளிகேஷன்ஸ்' நிறுவனத்தாருக்கும் எனது நன்றிகளை உரித்தாக்குகிறேன்.

நிறைவாக, ஆனால் முக்கியமாக என் மேல் தனி அன்பு செலுத்தி, என்னுடன் பல அரிய கருத்துகளைப் பகிர்ந்துகொள்ளும் எனது ஆருயிர் நண்பர், சகோதரர், திருவாளர் M.A.முஸ்தபா அவர்கள், நான் ஒரு நூல் எழுதி வெளியிட வேண்டும் எனப் பல ஆண்டுகளாக ஆசைப்படுபவர். அவருக்கும் எனது மனமார்ந்த நன்றிகள்.

- Dr. S.*முகமது அலீம்*

அணிந்துரை:

நல்வாழ்வுக்கு ஒரு ஞானக் களஞ்சியம்

டாக்டர் எஸ்.முகமது அலீம் எழுதியுள்ள இந்தக் கருத்தாழம் மிக்க நூலைப் படித்து முடித்த பின் நூலின் தலைப்பைப் பார்த்தேன். 'மருத்துவத்தில் மாற்றுக் கருத்துகள்' என்றிருந்தது. இதனை 'மருத்துவத்தில் பத்தரை மாற்றுக் கருத்துகள்' என்று மாற்றி விடலாம் என்று தோன்றியது. அத்தனை செறிவும் சிந்தனையும் கொட்டிக்கிடக்கின்றன இந்த நூலில்.

மருத்துவம் இன்று பகல் கொள்ளையாக உருவெடுத்திருக் கிறது. அதிலும் கார்ப்பரேட் என்ற பெரும் தொழிலாக மாறிய பிறகு அன்பு, கருணை, ஈவு, இரக்கம் என்ற பண்புகளைத் தொலைத்துவிட்ட கொடூரமாக மருத்துவம் மாறிவிட்டது. மருந்து உற்பத்தியாளர்களும் மருத்துவமனைகளும் மருத்துவர்களும் அரசும்கூட இன்றைய மருத்துவத்தால் மக்கள் படும் அவலத்தை மதிப்பவர்களாய் இல்லை. 'கண்டதே காட்சி கொண்டதே கோலம்' என்ற கூற்றுப் போல 'மருத்துவரே தெய்வம் மருந்துகளே பிரசாதம்' என்ற மனநிலைக்கு மக்கள் வந்துவிட்டார்கள். இந்தச் சூழலில் நம்முடைய சிந்தனைக்கும் நல்வாழ்வுக்கும் ஒரு கருணை மழை போல டாக்டர் அலீம் இந்த அரிய நூலைப் படைத்திருக்கிறார்.

பல அற்புத விளக்கங்களால் நூல் ஒரு ஞானக் களஞ்சியமாகத் திகழ்கிறது. அறிவு வேறு ஞானம் வேறு என்று தெளிவுபடுத்தும் ஆசிரியர், உள்ளுணர்வின் இயக்கத்தால் சுய தேவையை உணர்ந்து நிறைவு செய்தல் ஞானம் என்று மனம் கொள்ளும் விளக்கத்தை நல்குகிறார்.

சுய நோய் நிவாரணமே மருத்துவத்தின் பாலபாடம் என ஆசிரியர் நிறுவுகிறார். ஒரு மாயை போல இதை உணர முடியாதபடி மருத்துவத்துறை, உடல் நலத்துறை, ஊடகத்துறை மூன்றும் உண்மையை மறைப்பதாகக் குற்றம் சாட்டுகின்றார்.

இன்றைய மருத்துவம் பெரிய உடல் தொல்லைகள் இல்லாத நிலையிலும் இரத்தப் பரிசோதனையின் சிறிய சலனங்களை முன்வைத்து நம்மை நோயாளியாக்கிவிடுவதைத் தெனாலி என்ற பாத்திரத்தின் மூலம் விளக்குகிறார். திருட்டு பற்றிய இரண்டு நிகழ்வுகளை உதாரணம் காட்டி நோய்த் தொல்லை இல்லாதவரையும் நோயாளியாக மாற்றும் அவலத்தைப் படம் பிடித்துக் காட்டுகின்றார்.

"விளம்பரங்கள் என்னும் பெயரில் பொய்கள் தலை விரித்தாடுகின்றன. மக்கள் மூளைச்சலவை செய்யப்படுகிறார்கள்" என்று எச்சரிக்கிறார் நூலாசிரியர். தனிமனிதர் ஒவ்வொருவரின் உடற் கூறுகளையும், மனப் பாங்குகளையும், உணவுப் பழக்கங்களையும், உணர்வுப் போக்குகளையும் கணக்கில் எடுக்காமல் மருத்துவர்கள் முடிவுக்கு வருவதை அம்பலப்படுத்துகிறார் டாக்டர் அலீம்.

உள்ளுணர்வின் வழி உடலை, உடல் தேவைகளை, உணர்வை அறிந்து செயல்பட வேண்டும்; ஊடக விளம்பரங்களை நம்பி உடலுக்குத் தீமை தேடல் ஆகாது என்கிறார் ஆசிரியர். 'அறிவினால் ஆராயுங்கள்; ஞானத்தால் செப்பனிடுங்கள்' என்பதை தேவவாக்கு போல் டாக்டர் அலீம் முன்வைக்கிறார்.

மீண்டும் மீண்டும் சுயமாகக் குணப்படுத்தும் சக்தியை நாடும்படி ஆசிரியர் எடுத்துக்காட்டுகளுடன் வழிகாட்டுகிறார். இயற்கை உலகில் இருந்து எண்ணற்ற உதாரணங்களைத் தருகிறார்.

நோய்களின் மூல காரணம் கண்டுபிடிக்க முடியாத ஒன்று என்று சொல்லும் ஆசிரியர் ஆரோக்கியமும் நோயும் ஒன்றே என்று கூறி நம்மைத் திடுக்கிட வைக்கிறார். இந்தச் செய்தியை ஆராயும் டாக்டர் அலீமின் கட்டுரை, தத்துவங்களோடு பயணிக்கிறது. நம்மை ஆழ்ந்து சிந்திக்க வைக்கிறது. இந்தக் கட்டுரையில் நோயாளிக்கு உள்ளேயே ஆரோக்கியம் மறைந்திருக்கிறது என்ற கருத்து சிறிய உண்மையாக வெளிப்படுகிறது. ஆரோக்கியம், நோய், நோயின் காரணம் மூன்றும் ஒன்றுதான் என்பதை மெல்ல மெல்ல நாம் உணரும்படிச் செய்கிறார் ஆசிரியர்.

உணவை உணர்வின் வழி தேர்ந்தெடுக்க வேண்டும் என்று கூறும் ஆசிரியர் 'செயற்கையாகச் சுவையூட்டப்பட்ட உணவுகள் ஒரு முகமூடி அணிந்த திருடன் போல' என்று அருமையாகப் பேசுகின்றார்.

தாரக மந்திரமாக டாக்டர் அலீம் சொல்லும் கருத்து உணவைப் பற்றியதே ஆகும்.

'பிடித்த உணவை உண்ணுங்கள்; அந்த உணவு உங்களுக்கு ஒத்துக்கொண்டால் சாப்பிடுங்கள்; எளிதில் கிடைப்பதை உண்ணுங்கள்; பசித்துப் புசியுங்கள். இல்லையெனில் உணவு விஷமாகும், அமிலத்தின் அடாவடியில் அகப்படுவீர்கள்!' என்று எச்சரிக்கிறார்.

உடற்பயிற்சி, உறக்கம் குறித்த ஆசிரியரின் சிந்தனைகள் எளிதில் பின்பற்றத்தக்கவை. ஆனால் அரியவையும்கூட.

'உறங்குவது போலும் சாக்காடு உறங்கி விழிப்பது போலும் பிறப்பு' என்ற குறளின் இன்னொரு பரிமாணமாக உறக்கம் பற்றிய கருத்துகளை முன்வைக்கிறார்.

'வாழ்வாங்கு வாழ்ந்தால், முதுமை ஒரு வரமாகும்!' இதனை மிக நேர்த்தியாக விளக்கும் கட்டுரை மிகச்சிறப்பு.

டாக்டர் முகமது அலீம் மருத்துவர் மட்டுமல்ல, மனிதநேயச் செம்மல், ஒரு தத்துவ போதகர், புதிய சிந்தனைகளின் களஞ்சியம் என இந்த நூல் உணர்த்துகிறது.

'தொழத்தக்க அறிவும், வியக்கத்தக்க ஞானமும் கலந்த வித்தகம் இந்த நூல்' என்று பாராட்டி வாழ்த்தி மகிழ்கிறேன். நலவாழ்வுக்கு ஒரு ஞானக் களஞ்சியமாக மருத்துவர் பணி தொடரட்டும்.

- பத்மஸ்ரீ சிற்பி **பாலசுப்பிரமணியன்**

அணிந்துரை

நோதலும் தணிதலும்

1. உலகெங்கும் மனிதர்கள் கோவிட்-19 எனும் வைரஸ் பெருந்தொற்றால் அல்லல் பட்டு மருத்துவமனைகளின் வாசலில் காத்துக்கிடந்த காட்சியினை சில மாதங்களுக்கு முன் கண்டோம். எத்தனை இறப்புகள், எத்தகைய இழப்பு, எவ்வளவு அச்சம்! அந்தத் தாக்கத்தில் இருந்து இன்னும் மீண்டுவர முடியாமல் தவிக்கிறது மனிதகுலம். எத்தனையோ நோய்களின் இடர்பாடுகளைக் கண்டவர்களும் வென்றவர்களும்கூட இரண்டு தும்மல் சேர்ந்து வந்துவிட்டால் இந்தப் பெருந்தொற்றுப் படபடப்புக்கு ஆளாகிறார்கள். அது மட்டுமன்றி பொதுவாகவே உடலுக்கு ஒரு பிரச்னை என்றால் என்ன செய்வது, எந்த மருத்துவரைப் பார்ப்பது என்பதில் தொடங்கி மருத்துவர் கொடுத்த மருந்து சரிதானா, ஏன் அவர் ஸ்கேன் எடுக்கச் சொல்லவில்லை என்று நூறு கேள்விகள் மனதைக் குடைகின்றன.

2. இவ்வாறு அலைக்கழிக்கப்படுகிற உள்ளம் எதையாவது பற்றிக்கொண்டு கரையேறத் துடிக்கிறது. பற்றிக்கொண்ட பொருள் எவ்வளவுதான் உதவியாக இருந்தாலும் கரையேற வேண்டிய மனிதருக்கு அதனை முறையாகக் கையாண்டு மேலே வருவதற்கான நிதானம் இல்லாவிட்டால் எதுவுமே பயன்தராது. அந்தப் போராட்ட நேரத்தில் ஒரு சில மணித்துளிகளில் அந்த மனிதரை நிதானப்படுத்தி அறிவுரை கூறி, தனக்குக் கிடைத்த உதவியைக் கொண்டு தன்னைக் காப்பாற்றிக்கொள்ள தெம்பைக் கொடுப்பது என்பது ஓர் எளிமையான பணியல்ல. மிகப்பெரிய சாதனையாகும். அதைப் போன்றதே மருத்துவர்

முகமது அலீம் அவர்கள் நம் கையில் கொடுத்திருக்கும் 'மருத்துவத்தில் மாற்றுக் கருத்துகள்' எனும் இந்த நூல்.

3. இந்தக் காலகட்டத்தில் இந்த நூல் வெளியிடப்படுவது மிகமிகப் பொருத்தமானது. ஏனெனில், கருத்து என்றால் என்ன, அது எவ்வாறு உருவாகிறது என்பதைத் தெரிந்து கொள்ளவேண்டியது சமூகவியல் கல்வியின் அடிப்படைத் தேவை. பரவலாக நம்பப்படுகின்ற ஒரு கருத்துக்கு எதிராக இன்னொரு கருத்து இருக்கலாம் என்று அனுமதிப்பதே அடிப்படை ஜனநாயகச் சிந்தனையாகும். ஆனால் இந்தப் பண்பு பெரும்பான்மைவாதத்தை நம்புகிறவர்களிடம் இருப்பதில்லை. மதம், மருத்துவம், அரசியல், பொருளாதாரம், சமூக வாழ்க்கை, கல்வி வளர்ச்சி அனைத்துமே இந்தப் பெரும்பான்மை கருத்துக்கு உட்பட்டவையே. சில இடங்களில் சிறுபான்மைக் கருத்து அதிகாரம் பெறலாம். அது இரண்டு வகையில் நடக்கும் - ஒன்று, அதிகாரத்தாலும் ஆதிக்கத்தாலும் மற்றவர்களைப் பணியவைப்பது. இரண்டாவது, அறிவுநிலை வாதத்தில் தொடங்கி, எதிர்ப்புகளுக்கு அஞ்சாமல் நடைமுறையில் சாதித்துக்காட்டி மற்றவர்கள் ஏற்றுக்கொள்ளும்படியான கோட்பாட்டை நிறுவுவது. இந்த இரண்டாவது வழியே சமூகச் சிந்தனையாளர்களின் வழியாகும்.

4. ஆட்சியாளர் சொல்வது, பணக்காரர் சொல்வது, மேல்நாடுகள் சொல்வது, அமெரிக்கா சொல்வது, சீனா சொல்வது என ஒரு கருத்து அதிகாரத்தின் மூலம் திணிக்கப்படும்போது அது மட்டுமே 'கருத்து' என்றும் அதற்கு முரணான எந்தக் கருத்தும் 'மாற்றுக் கருத்து' என்றும் பெயர் பெற்றுவிடுகிறது. இந்த உலகில் அப்படிப்பட்ட மாற்றுக் கருத்துகளை முன்வைப்பதற்காகப் போராடியவர்கள் பலர். இதுவரை உலகம் அடைந்துள்ள மாற்றங்களும் முன்னேற்றங்களும் அத்தகைய சிந்தனையாளர்களால் ஏற்பட்டவைதான். அத்தகைய மாற்றங்களில் ஒன்றுதான் ஹோமியோபதி மருத்துவம். மருத்துவத்துறையில் உலகில் பல நாடுகள் ஏற்றுக்கொண்ட ஒரு கருத்துக்கு மாற்றாக ஹோமியோபதி மருத்துவத்தை 200 ஆண்டுகளுக்கு முன்பு அறிமுகப்படுத்தியவர் ஜெர்மனியைச் சேர்ந்த மருத்துவர் ஹானிமன் (Doctor Hahnemann) அவர்கள். அவரது பாதையில் நடந்து இந்தியாவில் ஹோமியோபதி மருத்துவத்தைப் பரவச்செய்தவர்களில் குறிப்பிடத்தக்கவர்

மருத்துவர் கோப்பிக்கர் அவர்கள். அப்பெரும் மருத்துவ ஆசான்களின் வழியில் தம் மருத்துவப் பணியை அமைத்துக் கொண்ட மருத்துவர் அலீம் அவர்கள் எழுதியுள்ள, 'மருத்துவத்தில் மாற்றுக் கருத்துகள்' எனும் இந்த நூல் சிறப்புக்குரியது.

5. மேலும் மருந்து தயாரிப்பில் ஈடுபடுகின்ற கார்பொரேட் நிறுவனங்களால் தங்கள் வணிகத்துக்காகப் பரப்பப்படுகின்ற கருத்துகள் அனைத்தும் உண்மை என்று நம்பி நல்ல உடல்நலத்துடன் வாழும் பலர் தம்மைத்தாமே நோயாளியாகக் கருதத் தொடங்கும் ஆபத்து அதிகமாகி வருகிறது. இவ்வாறு தவறானக் கருத்துகளை நம்புவதால் மனித வாழ்வின் நலமும், வளமும், தரமும் சீரழிந்து வருவதைத் தடுத்தே ஆகவேண்டியது காலத்தின் தேவையாகும். அந்த வகையிலும் இந்த நூல் வெளியீடு மிகமிக முக்கியத்துவம் பெறுகிறது.

6. இந்திய அரசியல் சாசனத்தின் உறுப்பு 21 (Article 21 of the Constitution of India) குடிமக்கள் ஒவ்வொருவருக்கும் வாழ்தலுக்கான உரிமை (Right to life) என்பது அடிப்படை உரிமை (Fundamental Right) என்கிறது. ''வாழ்வது என்றால் வெறும் உயிர் வாழ்வதல்ல. பாதுகாப்பான, ஆரோக்கியமான, மனித மாண்புகளோடு கூடிய ஒரு வாழ்க்கைதான் 'வாழ்தல்' எனப் பொருள்படும்'' என்று இந்தியாவின் உச்ச நீதிமன்றம் பல வழக்குகளில் விளக்கம் அளித்துள்ளது. அதன்படி நமது உடல்நலம், மனநலம் காப்பது Right to Health எனும் ஆரோக்கியமான வாழ்வுக்கான அடிப்படை உரிமையைப் பாதுகாப்பதற்கான ஒரு முயற்சியே. மேலும், இந்திய அரசியல் சாசனத்தின் உறுப்பு 56 (article 56), அறிவியல் மனப்பான்மையைப் பரப்புவதும் வளர்ப்பதும் இந்தியக் குடிமக்கள் ஒவ்வொருவருக்கும் அடிப்படைக் கடமை (Fundamental Duty) என்று வலியுறுத்துகிறது. அந்த அடிப்படையில் மருத்துவர் முகமது அலீம் அவர்களின் இந்த நூலானது நமது நல்வாழ்வுக்கான உரிமையையும், அதற்கான நமது கடமையையும் ஒரே நேரத்தில் புரிந்துகொள்ளும் வாய்ப்பை நமக்கு அளிக்கிறது. தமது நாற்பதாண்டு கால அனுபவத்தில் பல்வேறு வகைப்பட்ட மனிதர்களின் உடல் பிரச்னைகளைக் கேட்டு, 'நோய்நாடி, நோய் முதல்நாடி' அவர்களது நோயினைத் தணித்ததுடன் அவர்களை மனதளவில் நம்பிக்கை கொள்ளச்

செய்து ஆற்றுப்படுத்திய மருத்துவர் முகமது அலீம் அவர்கள், அந்த அனுபவங்களால் அவர் கற்ற கல்வியை மேலும் செழுமைப்படுத்தி அதன் பயனைத் தமிழ்ச் சமூகத்துக்கு அளித்துள்ளார் இந்த நூல்வடிவில்.

7. இந்த நூல் பற்றி முதலில் குறிப்பிட வேண்டிய செய்தி என்னவென்றால், மருத்துவர் முகமது அலீம் அவர்கள் இந்த நூலில் மாற்று மருத்துவம் பற்றிப் பேசவில்லை. மருத்துவ முறைகளில் இதுதான் சரியான அணுகுமுறை என்று நம்புகின்ற அல்லது நம்ப வைக்கப்படுகின்ற ஒரு கருத்துக்கு மாற்றாக நாம் கற்றுக்கொள்ள வேண்டிய சரியான அணுகுமுறை குறித்த ஆலோசனைகளையும், ஏன் அத்தகைய கருத்து அவசியமாகிறது என்பதையும் தர்க்கவாதத்துடன் நிறுவுகிறார். மேலும், சர்வதேச கார்பொரேட் நிறுவனங்களின் மருத்துவ வணிகம் சார்ந்த ஊடக விளம்பரங்கள் மூலம் நம் மக்கள் மனதில் ஆரோக்கியம் பற்றியும், நோய், மருத்துவம் பற்றியும் பரவலாக உருவாக்கப்பட்டுள்ள கருத்துகளுக்கு உரிய முறையில் மாற்றுக் கருத்தை முன்வைக்கிறார்.

8. இந்தக் கருத்தைப் புரிந்துகொண்டுதான் நூலுக்குள் நுழைய வேண்டும் என்கிற எச்சரிக்கையைப் படிப்பவர்கள் உணரும்படி மருத்துவர் அறிவிக்கிறார். 'உள்ளே நுழையும் முன்...' என்ற தலைப்பில், அவர் கூறும் விழிப்புணர்வு என்னவெனில் எந்த இரு மனிதரும் ஒரே மாதிரியானவர்கள் அல்லர் என்பதையும், தனது தனித்தன்மையைப் புரிந்துகொண்டு அதற்கேற்ப, தேவையான மருத்துவத்தை நாடுவதே முறையான மருத்துவ அணுகுமுறை என்பதையும்தான்.

9. இந்த நூலின் கட்டமைப்பு இரண்டு பிரிவாக அமைந்துள்ளது. ஒன்று அடித்தளம் மற்றது கட்டிடம். முதல் பகுதியானது ஒரு சங்கிலித் தொடர்போல, ஆரோக்கியம் என்பது என்ன, நோய் என்றால் என்ன, இரண்டுக்குமான உறவு என்ன, தனது தேவை என்ன என்பதை முடிவு செய்யும் சுதந்திரம் எது, அது எப்படி ஆரோக்கியத்திற்கான திறவுகோலாக அமைகிறது, தனி மனித சுதந்திரத்திற்கும், சமூகத்தின் விதிமுறைகளுக்குமான பிணைப்பை எப்படிப் புரிந்துகொள்வது என்ற வினாக்களை எழுப்பி, அவற்றுக்கு விடையும் அளிக்கிறது. நம் உடலுக்குள் ஏற்படும் மாறுதல்களைக் குறித்து உணரும் உள்ளுணர்வை

'ஞானம்' என்றும், நாம் தேடிக்கொள்வது 'அறிவு' என்றும், ஞானமே மேன்மையானது, முதன்மையானது என்றும் விளக்கி, நம் மனதில் ஒரு வலிமையான அடித்தளத்தை உருவாக்குகிறது. இரண்டாவது பகுதி நேரடியாக நமது பிரச்னைகளைப் பேசுகிறது. மனிதர்களின் தோற்றம், நோய் என்றால் என்ன என்பதை விளக்கி, உடலின் இயற்கையான நோய்த் தணிப்பு ஆற்றல், நோய்கள் ஏற்படுவதற்கான காரணங்கள், நோய்களின் தன்மை, அவற்றைப் புரிந்து அணுகுதல், தன் உடலைச் சீராக வைத்துக்கொள்ள ஒவ்வொருவரும் தனது நன்மைக்காகத் தெரிந்துகொள்ள வேண்டிய அடிப்படை அறிவாக உணவு, நீர், தூக்கம் பற்றிய அறிவியலை விளக்கி, முதுமையையும், இறப்பையும் இயல்பாக ஏற்றுக்கொள்ளக் கூடிய மனநிலையை உருவாக்குவது, உறுதியான கட்டடமாக உயர்ந்து நிற்கிறது.

10. ஒரு சிறந்த பள்ளி ஆசிரியர் தமது மாணவர்களுக்குச் சற்றுக் கடினமான பாடங்களை நடத்தும்போது அதை எளிமைப் படுத்த என்னென்ன முயற்சிகளைச் செய்வாரோ அதே போன்ற முயற்சியை மருத்துவர் இந்த நூலில் மேற்கொண்டுள்ளார். குறிப்பாக, 'சுய குணமாக்கும் சக்தி' என்ற தலைப்பில் மருத்துவர் கூறும் கருத்துகள், எந்த ஓர் உயிரும் தனது உடலில் ஏற்படும் பிரச்னைகளை எப்படிக் குணப்படுத்திக் கொள்கிறது என்பதை விளக்கி, 'தானே சுதந்திரமாக வாழும் நாய், பூனை உள்ளிட்ட விலங்குகளும், காட்டு மரங்களும், தாவரங்களும் தங்கள் உணவைத் தாங்களே தேடிக்கொண்டு மருத்துவ உதவியின்றி தங்களைத் தாங்களே குணப்படுத்திக் கொண்டு வலிமையாகவும் இருக்கின்றன. ஆனால் ஆறறிவுடைய மனிதர்களும், மனிதர்களை அண்டி வாழும் விலங்குகளும் இந்த ஆற்றலை இழந்து விடுகிறார்கள்' என்ற செய்தியை, படிப்பவர் மனதில் சுருக்கென்று தைக்கும்படியாகச் சொல்கிறார்.

11. மருத்துவத்தின் முதல்படி தன் உடலின் இயல்பை உணர்ந்து, சின்னச் சின்ன பிரச்னைகளை உடல் தானே குணப்படுத்திக் கொள்ள அனுமதிப்பதுதான் என்ற மருத்துவரின் ஆய்வினைப் படிக்கும்போது 'உற்றநோய் நோன்றல் உயிர்க்குறுகண் செய்யாமை அற்றே தவத்திற்கு உரு' எனும் திருக்குறள் நினைவுக்கு வருகிறது. 'தனது உடலில் ஒரு நோய் ஏற்பட்டால், அதன் தன்மைகளை உற்று நோக்கி, அதன்

செயல்பாடுகளையும் கண்காணித்து, அது தானே சீராகும்வரை பொறுத்திருப்பதே நோன்பு' என்கிறார் திருவள்ளுவர். அதனை 'நோற்றல்' என்ற சொல் உணர்த்துகிறது.

(நூல் நூற்பது நூற்றல்
நோன்பு நோற்பது நோற்றல்)

நோன்பிருத்தல் என்பது அனைத்துச் சமயத்தினரும் பின்பற்றும் ஒரு பயிற்சியாகும். அது பெரும்பாலும் உண்ணாதிருந்து தன் உடலைச் சீர்படுத்துவதைக் குறிக்கிறது. அவ்வாறு நோன்பு நோற்கும் முறையைக் கடைப்பிடிக்கும்போது உடல் பல்வேறு எதிர்ப்புகளைக் காட்டும்; இன்னல்களைக் கொடுக்கும்; அந்த இடையூறுகளுக்கு அஞ்சாமல் அவற்றைத் தன் உள்ளுணர்வால் கவனித்து வந்தால் உடல் அதனையும் ஏற்றுக்கொண்டு சீராகிவிடும் என்பதே அதன் பொருள். 'நோன்பு நோற்பதைப் போலவே தன் உடலில் ஏற்பட்ட நோயையும் நோற்க வேண்டும்' என்கிறார் வள்ளுவர். 'நோதலும் தணிதலும்' என்ற கணியன் பூங்குன்றனாரின் கருத்தும் அதே போன்றதுதான். நோயை நோற்பதும், அது தானே தணிவதும் உடலியற்கை என்னும் இந்தக் கருத்து கூறும் மரபு வழிப்பட்ட சிந்தனையாகவே மருத்துவரின் கருத்தும் இருக்கிறது.

12. இன்றைய படித்த மக்களுக்கு, உடல்நலிவுப் பிரச்னை என்பதைவிட அதைப்பற்றிய எண்ணங்களும் கற்பனைகளும் ஏற்படுத்தும் கவலையே அதிகம். தொண்டையில் வலி, சாப்பிட முடியவில்லை, உணவையோ தண்ணீரையோ விழுங்க முடியவில்லை என்றால் தொண்டையில் புண் இருக்குமோ என்று நினைப்பதற்கு பதிலாக தொண்டையில் புற்றுநோய் இருக்குமோ என்று நினைக்கத் தொடங்கிவிட்டோம். அதனால்தான் ஓர் உடல்நோவு ஏற்பட்டால் வாட்சாப் இல் Forwarded Message என்ற பெயரில் குப்பைகள் போல வந்து கொட்டும் தகவல்களை எல்லாம் படித்து, தானும் அதைப் பலருக்கு அனுப்பி வைத்துக் குழப்பிக்கொண்டிருக்கிறோம். பல வீடுகளில் திடீர் மருந்துகள் கொதிக்கின்றன. யூடியூப் மருத்துவர் உபயம் அது. அந்தக் கசாயம் உடலுக்கு நல்லது தான். ஆனால் அது அவரின் நோயைத் தீர்க்குமா என்பது தெரியாது. என்ன நோய், அது எதனால் ஏற்பட்டது, அதற்கு

எது மருந்து என்பதைப் புரிந்துகொள்ள முடியாதபடிக்கு Super Specialty மருத்துவமனைகளின் விளம்பரங்கள் வேறு கண்முன்னே வந்து படபடப்பை உண்டாக்குகின்றன. இந்த அவசர உலகில் வணிகமயமான மருத்துவமுறைகளாலும், அரைகுறை மருத்துவப் பிரச்சாரங்களாலும், மருத்துவமனையை நினைக்கும்போதே வங்கிக் கையிருப்பு முதல் புடவைகளுக்கு நடுவிலும் புளிப்பானைக்குப் பின்னாலும் ஒளித்து வைத்துச் சேமித்த சிறுவாடு வரை தேடி எடுத்து அதற்குப் பிறகும் வீட்டுப் பத்திரம் எங்கே இருக்கிறது என்றும் பார்த்து வைத்துக்கொள்ளும் நடுத்தர வர்க்கத்தினர்தான் இன்றைய கார்பொரேட் மருத்துவ உலகின் வாடிக்கையாளர்கள். அவர்கள் இந்த நூலைப் படித்தால், ஒரு மருத்துவக் கையேடு வீட்டில் இருப்பதுபோல நம்பிக்கையைப் பெற முடியும்.

13. உங்கள் உடல் சொல்வதற்கு முக்கியத்துவம் கொடுங்கள் என்ற அறிவுரையின் அடிப்படையில், பால் விரும்பாத ஒரு குழந்தைக்கு வற்புறுத்தி பாலைப் புகட்டுவதும், விரும்பி பால் குடித்து வந்த ஒருவர், இன்னொருவருக்குப் பால் பொருளால் ஏற்பட்டப் பிரச்னையைக் கேட்டு, தான் பால் குடிப்பதை நிறுத்தி அதனால் நோய்வாய்ப்பட்டதையும் மருத்துவர் விளக்கும்போது, அப்படியானால் பிடித்ததெல்லாம் சாப்பிடலாமா என்ற கேள்வி வரும். அதற்கான பதிலாக 'பிடித்ததெல்லாம் ஆரோக்கியத்திற்கு நல்லதா?' என்ற கட்டுரையில் விருப்பத்துக்கும் ஆரோக்கியத்திற்கும் ஏற்ற உணவு மருத்துவர் கூறும் நான்கு நிபந்தனைகளை 'உணவு விதிகள்' என்று பாடமாக வைத்தால், வளர்கிற குழந்தைகள் தங்கள் ஆரோக்கியமான வாழ்வுக்கு யாரையும் சார்ந்திருக்க வேண்டிய அவசியம் இருக்காது.

14. தன்னிடம் மருத்துவத்துக்காக வருபவர்களுடன் மருத்துவர் அலீம் அவர்கள் நடத்தும் உரையாடல் முறை புகழ்பெற்றது. மருத்துவத்துக்காக அவரை நாடி வரும் மக்களுக்குத் தெளிவும் நம்பிக்கையும் அளிக்கும் ஓர் அமைதியான நீரோடை போன்றது. அதேபோல் இந்த நூலிலும் ஒவ்வொருவர் மீதும் அன்பும் அக்கறையும் கொண்ட ஒரு நண்பரின் அறிவுரை போல அவரது எழுத்து அமைந்திருக்கிறது. நாம் எப்போதோ படித்த சிறுவர் கதைகளில் இருந்து பெரியவர்களுக்கான வாழ்க்கைக்கான பாடங்களைச் சொல்வது மருத்துவர்

அலீம் அவர்களின் உத்தி. அந்த உத்தியை இந்த நூலில் மிகச் சிறப்பாகக் கையாண்டுள்ளார். அந்த உத்திகள் இல்லாவிட்டால் மருத்துவம் பற்றிய ஒரு நூல், படிப்பதற்கு அயற்சி ஏற்படுத்திவிட வாய்ப்புள்ளது. இந்த நூலில் அது போன்று எந்தவிதத் தடையோ மனச்சோர்வோ ஏற்படுவதில்லை. மிகச் சிக்கலான வணிக அரசியலைக்கூட படிப்பவர்களுக்கு அழகாகப் புரியவைத்து விடுகிறது டாக்டரின் எளிமையான விளக்கமுறை.

- வழக்கறிஞர் அ.அருள்மொழி

அணிந்துரை

உடல்நல உரிமைகளைக் காக்க ஒரு வழிகாட்டி

எனது நண்பரும் தலை சிறந்த ஹோமியோபதி மருத்துவருமான டாக்டர் எஸ்.முகமது அலீம் 'மருத்துவத்தில் மாற்றுக் கருத்துகள்' எனும் இந்த அருமையான நூலை வெளியிடுவதில் நான் பெருமகிழ்ச்சி அடைகிறேன். எனக்கு டாக்டர் அலீம் அவர்களை முப்பதாண்டு காலமாகத் தெரியும். டாக்டர் அலீம் மருத்துவத் துறையில் உயர்ந்த பட்டம் பெற்றவர். நீண்டகால அனுபவம் உடையவர். மற்ற ஹோமியோபதி மருத்துவர்கள் இவரை ஒரு வழிகாட்டியாகப் பின்பற்றும் திறமையும், தலைமைப் பண்புகளும் நிறைந்தவர். இவர் மற்ற மருத்துவர்கள் படித்துப் பயன்படும் வகையில் மட்டுமே ஒரு புத்தகம் எழுதாமல், தங்கள் உடல்நலனைக் காத்திட வேண்டும் என்று எண்ணும் பொது மக்களையும், வாழ்வாங்கு வாழ வேண்டும் என்று நினைப்போரையும் மனதில் கொண்டு இந்தப் புத்தகத்தை எழுதி உள்ளார்.

'நோய் நாடி நோய் முதல் நாடி அது தணிக்கும் வாய் நாடி வாய்ப்பச் செயல்' என்று வள்ளுவப் பெருந்தகை கூறியது மருத்துவர்களுக்கு மட்டுமல்லாது எல்லோரும் அதே மனப்போக்குடன் மருத்துவத்தை நாட வேண்டும் என்று டாக்டர் அலீம் உணர்ந்தவர். இன்றைய கால கட்டத்தில் மருத்துவர்கள் மருத்துவத்திற்காகத் தங்களை நாடி வருபவர்களோடு செலவிடும் நேரம் குறைவு. நமது உடல்நிலை எப்படி இருக்கிறது, ஏதாவது வித்தியாசம் இருக்கிறதா, இதை நம் உடலின் நோய் எதிர்ப்புச் சக்தியே சரிபண்ணக் கூடுமா, அந்த நோய் எதிர்ப்புச் சக்திக்கு உதவக்கூடிய வகையில் நாம்

என்ன செய்யலாம் என்பதை முடிவு செய்வதில் நுகர்வோராகிய நமக்குப் பெரும் பங்கு உண்டு.

உண்ணும் உணவு, பருகும் பானங்கள், தூக்கம், உடற்பயிற்சி, உடலைப் பேணும் வழிகள் போன்றவற்றை அறிவு பூர்வமாகவும், அனுபவ ரீதியாகவும் தம்முடைய தெளிந்த நீரோடை போன்ற எழுத்து மூலம் வாசகர்களுக்கு எடுத்துச் சொல்கிறார் டாக்டர் அலீம். மருத்துவம் பெரும்பாலும் வியாபாரமாக மாறி விட்டதைச் சுட்டிக் காட்டுவதோடு, நுகர்வோர் எப்படி இந்தச் சூழ்நிலையில் தங்கள் உடல்நல உரிமைகளைக் கட்டிக் காக்க வேண்டும் என்று ஏற்கத் தகுந்த வாதங்களைச் சமர்ப்பிக்கிறார்.

என் வாழ்வு என் கையில் என்று நினைக்கும் ஒவ்வொருவரும் இந்தப் புத்தகத்தை வாங்கிப் பயனுற வேண்டும். அப்படி இதுவரை நினைக்காதவரும், இதைப் படித்தால் அவர்கள் வாழ்வை அவர்களே நிர்ணயிக்க முடியும் என்ற நம்பிக்கையை நிச்சயம் பெறுவார்கள்.

பொது நலன் கருதி இதை எழுதி வெளியிட்ட டாக்டர் அலீம், இதன் மூலம் சமுதாயத்திற்குப் பெரும் தொண்டு செய்திருக்கிறார். மேலும் அவர் தொண்டு தொடர்ந்திட இறைவன் அருள் புரிவாராக.

- Dr. **V. முத்துக்குமார்**, M.D., M.S.,

U.S.A.

<u>வாழ்த்துரை</u>

அற்புதமான மருத்துவ வழிகாட்டி

அனைத்து மாநகரங்கள், நகரங்கள், சிற்றூர்களில் இரண்டு கடைகளில் கூட்டம் கடுமையாக இருப்பதை நீங்கள் பார்த்திருப்பீர்கள். ஒன்று, மருந்துக்கடை; இன்னொன்று, மதுக்கடை.

நகரங்களில் எங்கு திரும்பினாலும் 'பன்னோக்கு சிறப்பு மருத்துவமனைகள்' காணலாம்; அதேபோல் எங்கு திரும்பினாலும் பார் இணைந்த மதுக்கடைகளையும் காணலாம்.

இங்கு இரண்டும் பெருகியிருப்பதற்கு இரண்டு காரணங்கள்.

1. மனநலம் பாதிப்பு.

2. உடல்நலம் பாதிப்பு.

இந்த இரண்டுக்கும் தீர்வுதான் என்ன?

அதற்கான விடையைத்தான் டாக்டர் எஸ்.முகமது அலீம் எழுதியுள்ள இந்த நூல் விளக்குகிறது.

மாற்று மருத்துவத்தின் முக்கியத்துவத்தை இன்றைய உலகம் உணர்ந்துவரும் வேளையில், இந்த அற்புதமான மருத்துவ வழிகாட்டி நூலை டாக்டர் அலீம் எழுதியுள்ளார்.

வாழ்த்துகள்!

- **M.A.முஸ்தபா**
நிறுவனர், கவிக்கோ பதிப்பகம்

1

உள்ளே நுழையும் முன்...

நோய்வாய்ப்பட்ட ஒவ்வொருவரும் தன் நோய் தீர பலவிதமான வழிமுறைகளை நாடிச் செல்கின்றனர். இதில் பெரும்பாலானோர் மருத்துவத்தை நாடிச் செல்கின்றனர். சிலர் மந்திரம், மாந்திரீகம் ஆகியவற்றை நம்பி அதன்பால் செல்கின்றனர். சிலர் ஆன்மிகத்தின் துணை கொண்டு நோயைத் தகர்க்க முயல்கின்றனர்.

இம்முறைகளில் எம்முறை சிறந்தது?

எது சிறந்தது என்று தீர்ப்பு வழங்குவது எனது எண்ணமல்ல. ஒரு மருத்துவனாக, அதிலும் ஹோமியோபதி மருத்துவனாக, ஒரு நோயாளியாக, ஒரு ஆன்மிகவாதியாக நான் எனது கருத்துக்களை இந்த நூலின் வாயிலாக உங்களுடன் பகிர்ந்துகொள்வதில் மகிழ்ச்சி அடைகிறேன்.

'பறவைகள் பலவிதம், ஒவ்வொன்றும் ஒருவிதம்...' - கவியரசு கண்ணதாசனின் சிறந்த பாடல்களில் இதுவும் ஒன்று. பறவைகளை உருவகப்படுத்தி மனிதர்கள் ஒவ்வொருவரும் தனித்தனி என்கிறார் கவிஞர். 'கொடிகளெல்லாம் பலவிதம், கொடிக்குக் கொடி ஒருவிதம்' என்று கொடிகளை உருவகப்படுத்தி, கொள்கைகள் ஒவ்வொன்றும் மாறுபடுகின்றன எனும் கருத்தை வலியுறுத்துகிறார். 'No two persons are alike'. இது ஆங்கிலத்தில் வெகுவாகப் பயன்படுத்தப்படும் சொற்றொடர்.

மனிதர்கள் எப்படிப் பலவிதமோ அப்படியே அவர்கள் ஆரோக்கியமும் பலவிதமே. அவர்களின் நோய்களும் பலவிதமே. அந்த நோய்களுக்கான மருத்துவ முறைகளும் பலவிதமே.

'ஆரோக்கியம் ஒன்றுதானே; அது எப்படிப் பலவிதம் ஆகும்?' என ஒரு கேள்வி எழலாம். ஒருவர் ஏழு மணி நேரம் தூங்கினால் நன்றாக இருக்கிறார். மற்றொருவர் எட்டு மணி நேரம் தூங்கினால்தான் சுறுசுறுப்பாக இருக்கிறார். ஒருவருக்கு அசைவ உணவு தேவைப்படுகிறது. மற்றொருவருக்கு சைவ உணவுதான் சக்தி தருகிறது. இவ்வாறாக ஒவ்வொரு மனிதருக்கும் ஆரோக்கியத்தின் தன்மை மாறுகிறதல்லவா?

தடுமன் (Common Cold) முதல் புற்றுநோய் (Cancer) வரை ஆயிரக்கணக்கான பெயரிடப்பட்ட நோய்கள் உள்ளன. அதுபோலவே ஒரே நோய்கூட வெவ்வேறு மனிதரிடம் வெவ்வேறு அறிகுறிகளை உருவாக்குகின்றது.

எடுத்துக்காட்டாக, ஒற்றைத் தலைவலி (Migraine) ஒருவருக்குப் பெரும்பாலும் வலது பக்கம் மட்டும் வலிக்கும். இன்னொருவருக்கு இடது பக்கம் மட்டும் வலிக்கும். மற்றொருவருக்கு இரண்டு பக்கமும் மாறி மாறி வலிக்கும். இவ்வாறாக நோய்கள் பலவிதமாகத் திகழ்கின்றன.

ஒவ்வொரு மருத்துவ முறையும் அதன் கோட்பாடுகள் அடிப்படையில் ஒன்றோடு ஒன்று மாறுபடும். ஒரே மருத்துவ முறையில்கூட நோயாளியின் சிகிச்சை குறித்த அணுகுமுறையில் மருத்துவர்களிடையே கருத்துகள் மாறுபடலாம்.[1]

நோயாளிகளின் தன்மை, அவர்களின் நோயின் தன்மை, அவர்கள் வாழும் சூழ்நிலை, அவர்களின் பொருளாதாரம் ஆகியவற்றைக் கொண்டும் மருத்துவக் கருத்துகள் மாறலாம்.

இந்த நூலில் மருத்துவத்தைப் பற்றியும், மருத்துவத்தில் உள்ள மாற்றுக் கருத்துக்களைப் பற்றியும் ஒரு மருத்துவனாக அதே சமயம் நோயாளிகளின் பக்கமிருந்து விளக்குவதற்கு முயன்றுள்ளேன். என்னால் முடிந்தவரை, என் மனசாட்சிக்கு உட்பட்டு விவரிக்கிறேன். நான் சொல்லும் கருத்துக்களில் ஏதேனும் தவறு என்று நீங்கள் நினைத்தால் தயவு செய்து அவற்றை எனக்குச் சுட்டிக் காட்டுங்கள்.

---

1 - மருத்துவர்களின் மருத்துவக் கல்வி, அவர்கள் சார்ந்துள்ள மதம், கலாசாரம், அரசியல், பொருளாதாரக் கோட்பாடுகள், அவர்களின் சொந்த அனுபவம் அனைத்தையும் பொறுத்து மருத்துவர்களிடையே கருத்து வேறுபாடுகள் ஏற்படுகின்றன.

ஏற்புடையதை ஏற்றுக்கொண்டு அடுத்தடுத்த (வாய்ப்பிருந்தால்) பதிப்புக்களில் மாற்றிக்கொள்கிறேன்.

ஒன்றை நினைவில் கொள்ளுங்கள். இக்கருத்துகள் இறுதியானவை அல்ல. இக்கருத்துக்களை நடைமுறைப் படுத்தும்போது சிக்கல்கள் ஏதும் ஏற்பட்டால் நிலைமைகளை ஆழமாகப் புரிந்துகொள்ள முயலுங்கள். அதன் அடிப்படையில் பிரச்சினைகளை அணுகுங்கள்.

இந்த நூலின் மூலமாக மாற்றுக் கருத்துகளை மக்களிடையே எடுத்துச் சென்று ஒரு விழிப்புணர்வை உண்டாக்கவே நான் முயல்கிறேன். நடைமுறையில் உள்ள எந்த ஒரு மருத்துவத்துக்கும்[2] மாற்றாக இதனை நான் எழுதவில்லை. மருத்துவத்தைத் தவிர்த்து இந்த நூலை மட்டுமே சார்ந்து உங்கள் நோய்களை குணப்படுத்திக்கொள்ள முயன்றால் அதன் விளைவுகளுக்கு இந்த நூலின் ஆசிரியராகிய நானோ, வெளியிடும் பதிப்பகத்தாரோ பொறுப்பு ஏற்றுக்கொள்ள முடியாது என்பதைத் தெளிவாகவும் பணிவாகவும் பதிவு செய்துகொள்கிறேன்.

ஒரு முக்கிய குறிப்பு:

‘ஞானம்’ என்ற சொல்லைப் பலரும் பலவிதமாகப் புரிந்து கொள்கிறார்கள்.

தமிழ் விக்சனரி எனும் இணையதளத்தில் ஞானம் என்றால் கந்தழி, அறிவு, மதி, புத்தி என்ற பொருள்கள் கொடுக்கப்பட்டுள்ளன.

ஆனால், எனது புரிதல் இரண்டு தரவுகளை அடிப்படையாகக் கொண்டது. முதல் தரவு, பகவத் ஐயா அவர்களின் குறிப்பு. (http://oshognanam.blogspot.com/2017/04/blog post_5.html.) *‘நம் மனம் நம் அறிவின் கைகளில் இல்லை என்று அறிவுபூர்வமாக அறிந்துகொள்வதுதான் ஞானம்’ என்று அவர் குறிப்பிடுகிறார். ஞானப் புரிதலுக்குப் பின்... நம் மனம் விடுதலையுடன் இயங்கத் தொடங்கிவிடுகிறது என்பது அவர் கூற்று.*

---

2 – ஆங்கில மருத்துவம் என்று அழைக்கப்படுகிற அலோபதி(Allopathy), ஹோமியோபதி (Homoeopathy), சித்த மருத்துவம், ஆயுர்வேதம், யுனானி, யோகா, அக்குபங்ச்சர் (Acupuncture) போன்ற அனைத்து மருத்துவங்களும் இதில் அடங்கும்.

இன்னொரு தரவு, பட்டினத்தார் அவர்களின் வாழ்க்கையில் நடந்த ஒரு நிகழ்ச்சியை (இது ஒரு கற்பனைக் கதையாகக்கூட இருக்கலாம்) அடிப்படையாகக் கொண்டது. இது நான் ஒரு இணையதளப் பக்கத்தில் படித்தது.

ஒரு நாள் பட்டினத்தார். தம்முடைய கையைத் தலையணையாக வைத்து ஒரு திறந்தவெளியில் தூங்கிக்கொண்டிருந்தார்.

அந்த வழியாகச் சென்ற இரண்டு பெண்கள் பட்டினத்தார் தூங்குவதைப் பார்த்து, ஒரு பெண் இன்னொரு பெண்ணைப் பார்த்துச் சொன்னார், "உலகைத் துறந்த ஒரு துறவி, கையைத் தலைக்கு வைத்துப் படுத்துக்கொள்ளும் சுகத்தை இன்னும் துறக்கவில்லை பார்!" என்று.

தூக்கத்திலிருந்து விழித்துக்கொண்ட பட்டினத்தாரின் காதில் இந்தப் பெண்ணின் பேச்சு விழுந்தது. அவர்கள் சொல்வதில் உண்மை இருக்கிறது என்று நினைத்த பட்டினத்தார் தம் கையை எடுத்துவிட்டுச் சாதாரணமாகப் படுத்தார்.

சிறிது நேரத்தில் திரும்பி வந்த பெண்கள் பட்டினத்தார் சாதாரணமாகப் படுத்திருப்பதைப் பார்த்து மீண்டும் தங்களுக்குள் பேசிக்கொண்டார்கள்.

"வருவோர் போவோர் சொல்வதையெல்லாம் காது கொடுத்துக் கேட்டு, அதன்படி நடக்கும் ஒருவர் எப்படித் துறவியாக இருக்க முடியும்?" என ஒரு பெண் கேட்டார்.

பட்டினத்தார் யோசித்தார். 'மற்றவர்கள் கருத்துப்படி நடப்பதைவிட, நம் மனதிற்கு எது சரியென்று படுகிறதோ அதன்படியே நடப்போம்' என்று முடிவெடுத்தார்.

இந்த இரண்டு தரவுகளின் அடிப்படையில் ஞானம் என்றால் சுயமாக, தன் உள்ளுணர்வின் இயக்கத்தில் தன்னுடைய தேவைகளைப் பூர்த்தி செய்துகொள்ளுதல் என்ற கருத்தை நான் புரிந்துகொண்டு, அந்த அர்த்தத்திலேயே ஞானம் எனும் சொல்லை இந்தப் புத்தகத்தில் பயன்படுத்தியுள்ளேன்.

2
ஒரு முன்னோட்டம்

'**ம**ருத்துவச்சிகிச்சை (மருந்து சாப்பிடுவதும், அறுவை சிகிச்சை செய்துகொள்வதும்) மட்டுமே நோய்கள் அனைத்தையும் குணப்படுத்துவதற்கு உள்ள ஒரே வழி' என இக்கால மக்கள் பலரும் எண்ணுகிறார்கள். ஆனால், இயற்கை இக்கருத்துக்கு மாறாகச் செயல்படுகிறது.

தாவரங்களாகட்டும், விலங்குகளாகட்டும், மனிதர்களாகட்டும் அனைத்துக்கும் பொதுவாக இயற்கை ஒரு பரிசு அளித்துள்ளது. தனக்கு ஏற்படும் நோய்களைத் தானே குணப்படுத்தும் சக்தியே அந்தப் பரிசாகும்.

'சுய நோய் நிவாரண சக்தி' (Self Healing Power) எனும் இயற்கையின் பரிசு நம்முள் என்றும் உள்ளது.

நாம் இந்தச் சக்தியைச் சரியாகப் பயன்படுத்திக்கொள்ளத் தவறிவிடுகிறோம். நமது எண்ணமும் உணர்வும் ஒன்றிணைந்து செயல்படும்போது, ஆரோக்கிய சக்தி மேல் எழுந்து நோய்களைத் தடுக்கும் ஆற்றலைப் பெறுகிறது.

கடந்த சில நூற்றாண்டுகளாக மருத்துவத்துறையும், சுகாதாரத் துறையும் வானளாவிய வளர்ச்சியைப் பெற்று சாதனைகள் பல புரிந்து வருகின்றன. மருத்துவத்துறை, மனிதன் உட்பட எல்லா உயிரினங்களும் பொதுவாகப் பயன்பெறும் வகையில் நோய் நிவாரண சக்தியை மேம்படுத்தும் வகையில் செயல்பட்டால் இது உலகுக்கு ஓர் அருட்கொடையாகும்.

ஆனால், மருத்துவத்துறை, சுகாதாரத்துறை ஆகியவற்றுடன் ஊடகத்துறையும் கைகோத்துக்கொண்டு வணிகமயமாக்கப்படும்போது இத்துறைகளின் உன்னதம்

கெட்டுவிடுகிறது. மனிதர்களும், மனிதர்களை அண்டிவாழும் விலங்குகளும், தாவரங்களும் மருந்துகளுக்கும், மருத்துவத் தொழில்நுட்பங்களுக்கும் அடிமையாகிவிட நேரிடுகிறது.

பெரும்பாலான கல்வி முறைகள் இத்தகையப் போக்கை ஊக்குவிப்பதால் படித்த மக்களில் பெரும்பாலானோர் தம் சுய குணப்படுத்தும் சக்தியை உணராமல் மருத்துவத் தொழில் நுட்ப மாயையில் மூழ்கிவிடுகிறார்கள்.

நோய் என்பது நமது கட்டுப்பாட்டுக்குள் இல்லாத ஒரு சக்தியாலோ, நோய்களை உருவாக்கும் கிருமிகளாலோ (Microorganisms like Bacteria and Viruses), மரபணு மாற்றங்களாலோ (Genes) ஏற்படுகிறது என்பதே இக்கால அறிவியல் கருத்தாகும்.

நம்மால் கட்டுப்படுத்த முடியாத காரணங்களால் நோய் உருவாவதால் நாமே நோய்களைக் குணப்படுத்திக்கொள்ள முடியாது என்பதே அறிவியல் கருத்தாகப் பார்க்கப்படுகிறது. ஆனால் நமது உள்ளுணர்வின் அடிப்படையில் நமது உடலுக்கும், மனதுக்கும் கட்டுப்பாடுடன் கூடிய சுதந்திரத்தைக் கொடுத்து சமூகத்துடனும் இயற்கையுடனும் இணைந்து வாழ்ந்தால் நாம் நோய்களை வென்று ஆரோக்கியமாக வாழ முடியும் என்பதே இயற்கை நமக்குக் கற்று தரும் பாடமாகும்.

இந்தக் கருத்தை அறிவியலின் ஒளியில் எனது அறிவுக்கு உட்பட்டு இந்த நூலில் விளக்குகிறேன்.

அங்கங்கே சிறு சிறு குட்டிக் கதைகளைக் கொண்டும், நான் சந்தித்த நோயாளிகளின் நோய்க் குறிப்புகளைக் கொண்டும் (Case History) வாசகர்கள் இக்கருத்துக்களை எளிதாகப் புரிந்து கொள்வதற்காக தேவையான விளக்கங்களைக் கொடுத்துள்ளேன்.

கற்பனைப் பெயர்களை நோயாளிகளின் உண்மையான பெயருக்கு மாற்றாகப் பயன்படுத்தியுள்ளேன். நோயாளிகள் அடையாளப்படுத்தப் படாமல் இருப்பதற்காகவே இந்த ஏற்பாடு.

3

ஆரோக்கியமும் நோய்களும்

தெனாலி தினமும் இரவில் நன்றாகத் தூங்கி காலையில் எழுந்து சுறுசுறுப்பாகத் தனது நாளைத் தொடங்குகிறான். தனது காலைக் கடன்களைத் தங்குதடையின்றி நிறைவேற்றுகிறான்.

வேலைக்குச் சென்று தனது பணிகளைச் செவ்வனே செய்கிறான். ரசித்து, ருசித்து உண்ணுகிறான். எல்லோரிடமும் கலகலப்பாகப் பழகுகிறான். மகிழ்ச்சியாக இருக்கிறான்.

யார் வேண்டுமானாலும் சொல்லமுடியும் தெனாலி ஆரோக்கியமாக இருக்கிறான் என்று.

சில மாதங்கள் கழித்து தெனாலி இரவில் தூங்க முடியாமல் அவதிப்படுகிறான். காலையில் தலைவலியுடன் எழுகிறான். உணவு வாந்தியை உண்டாக்குகிறது. வேலையில் கவனம் இல்லை: தப்புத் தப்பாகச் செய்கிறான். எல்லோரிடமும் எரிந்து விழுகிறான். இப்பொழுது தெனாலி நோயுற்றுள்ளான் என்பதை எல்லோரும் புரிந்துகொள்ள முடியும்.

சில மாதங்களுக்கு முன் ஆரோக்கியமாக இருந்த தெனாலி இப்பொழுது நோயாளியாகிவிட்டான்.

ஆரோக்கியம் என்றால் என்ன? நோய் என்றால் என்ன? இதற்கான விடை எல்லோருக்கும் தெரியும். ஆனால் இவ்விரு வார்த்தைகளை வரையறுத்துச் (Definition) சொல்லச் சொன்னால் பெரும்பாலானோருக்கு இது சிரமமான காரியமாகும். நானும் இதற்கு விதிவிலக்கல்ல.

ஆங்கிலத்தில் ஆரோக்கியத்தைப்பற்றி Health is a state of Well-being' என்று சொல்வார்கள். அதாவது 'நலமாக இருக்கும் நிலையே ஆரோக்கியம்' என்பது இதன் பொருளாகும்.

உலகச் சுகாதார அமைப்பு (World Health Organisation) ஆரோக்கியத்தை வரையறுத்துக் கீழ்க்கண்டவாறு பதிவிட்டுள்ளது:

'Health is a state of complete physical, mental and social well-being and not merely the absence of disease or infirmity.

இதன் பொருள்:

ஆரோக்கியம் என்பது உடல்ரீதியாகவும், மனரீதியாகவும், சமூக ரீதியாகவும் முழுமையான நலத்துடன் இருப்பதாகும்; நோயோ குறையோ இல்லாமல் இருப்பது மட்டுமல்ல.

சுருங்கச் சொன்னால் நமது அன்றாட வாழ்க்கையை எளிதாக நடத்திச் செல்ல முடிந்தால் அதுவே ஆரோக்கியமாகும்.

4
நோய் என்றால் என்ன?

மெரியம் வெப்ஸ்டெர் (Merriam-Webster) எனும் ஆங்கில அகராதி நோயைக் கீழ்க்கண்டவாறு வரையறுக்கிறது:

'Disease is a condition of the living animal or plant body or of one of its parts that impairs normal functioning and is typically manifested by distinguishing signs and symptoms.'

இதன் பொருள்: நோய் என்பது உயிர் வாழும் விலங்கு அல்லது தாவரத்தின் உடல் அல்லது அதன் பகுதிகளின் இயல்பான செயல்கள் மாறுபடுவதாகும். இவை உடல் மாற்றங்களாலும், அறிகுறிகளாலும் வெளிக்காட்டப்படும்.

இங்கு விலங்கு எனும் சொல்லில் மனிதனும் அடங்குகிறான். மனிதனும் ஒரு விலங்குதான் என்பது ஓர் அறிவியல் உண்மையாகும்.

நமது அன்றாட வாழ்க்கையை எளிதாக நடத்த முடியாமல் சிரமப்படும் நிலையை நோய் என்று அழைக்கிறோம்.

இக்காலத்தில் நவீன மருத்துவம் (Modern Medicine) என்று அழைக்கப்படுகிற ஆங்கில மருத்துவம் (Allopathic Medicine) சொல்லுகிற ஆரோக்கியம், நோய் பற்றிய கருத்துகளே மக்களிடையே நிலவி வருகிறது. இக்கருத்துப்படி, ஆரோக்கியம் என்பது நோய்களற்ற நிலை மட்டுமல்ல, உயிர்க் கூறளவுகள் (Vital Parameters) உலகளாவிய சில மருத்துவ நிறுவனங்கள் நிர்ணயித்துள்ள அளவுகளுக்குள் இருப்பதாகும்.

சிலருக்கு உடல் உபாதைகள் இருந்து, ஆனால் அவை மருத்துவர்களின் சோதனையில் பிடிபடாமல் இருந்தால் அவர்கள்

ஆரோக்கியமானவர்களாகவே கருதப்படுகிறார்கள். அல்லது அவர்கள் மன அழுத்தத்திலோ மன சஞ்சலத்திலோ இருப்பதாக அறியப்படுகிறார்கள். இத்தகையோர் மனநல மருத்துவரிடம் அல்லது உளவியலாளரிடம் அனுப்பப்படுகின்றனர்.

இது ஒரு பக்கம். மறுபக்கம் நமது தெனாலியின் நிலையைப் பார்ப்போம்.

தெனாலி வேலை செய்யும் அலுவலகத்தில் வருடம் ஒரு முறை முழு உடல் பரிசோதனை (Master Health Check-up) அலுவலர்கள் அனைவருக்கும் செய்யப்படும். இன்று தெனாலிக்குப் பரிசோதனை செய்யப்படும் நாள்.

தெனாலி சுறுசுறுப்பாக அதிகாலையிலேயே படுக்கையை விட்டு எழுந்துகொள்கிறான். வெறும் வயிற்றிலேயே மருத்துவ பரிசோதனை கூடத்திற்குச் செல்கிறான். சிறுநீரை வெகு நேரம் அடக்கிக்கொண்டிருக்கிறான். தன் முறை வரும் வரை காத்திருந்து இரத்தம், சிறுநீர் ஆகியவற்றைப் பரிசோதனையாளரிடம் கொடுக்கிறான்.

பிறகு அருகில் உள்ள உணவுவிடுதிக்குச் சென்று காலை உணவை உண்ணுகிறான். ஒன்றரை மணி நேரம் காத்திருந்து மீண்டும் மருத்துவப் பரிசோதனை நிலையத்திற்குச் சென்று பரிசோதனையாளரிடம் இரத்தம் கொடுக்கிறான். தொடர்ந்து ஈ.ஸி.ஜி. (ECG), எக்கோ (Echo), ஸ்கேன் (Scan) முதலிய பரிசோதனைகளுக்குச் செல்கிறான்.

ஸ்கேன் எடுப்பதற்காகத் தேவைக்கு மேல் தண்ணீர் குடித்து, சிறுநீரை வெகு நேரம் அடக்கி, ஸ்கேன் எடுக்கும் நேரத்தில் எங்கே சிறுநீர் கசிந்துவிடுமோ என்ற பயத்துடன் உடல் உணர்வுகளையும் மன உணர்வுகளையும் அடக்கு அடக்கு என்று அடக்கி பரிசோதனைகள் முடிந்ததும் குடுகுடு எனக் கழிவறையை நோக்கி ஓடுகிறான்.

அடக்கி வைத்திருந்த சிறுநீரோ இப்பொழுது வர மறுக்கிறது. வெளியில் காத்துக்கொண்டு இருக்கும் ஒருவர் கதவைத் 'தடதட' என்று தட்டுகிறார்.

தெனாலிக்கு மன அழுத்தம் 'ஜிவ்' என்று ஏறுகிறது. ஒரு வழியாக சிறுநீரைக் கழித்துவிட்டு வெளியே வருகிறான்.

வீட்டுக்கு வரும்போது மாலை மணி நான்கு ஆகிவிடுகிறது. அவசர அவசரமாக மதிய உணவை (இப்பொழுது இது மாலை உணவாகிவிட்டது) சாப்பிட்டுவிட்டுத் தனது இருசக்கர வாகனத்தில் அலுவலக மருத்துவரைக் காண விரைகிறான்.

போக்குவரத்து நெரிசலைச் சமாளித்து ஒருவழியாக மருத்துவமனையை வந்து அடைகிறான். அங்கு நீண்ட வரிசையில் காத்திருந்து கடைசியாக மருத்துவரைச் சந்திக்கிறான்.

ஏற்கெனவே களைத்துப்போயிருக்கும் மருத்துவர் அவசர அவசரமாக தெனாலியின் இரத்த அழுத்தத்தைப் பரிசோதிக்கிறார். மற்ற மருத்துவப் பரிசோதனை முடிவுகள் உள்ள கோப்பை (File) வாங்கி பக்கங்களை மளமள என்று புரட்டுகிறார். அங்கங்கு பேனாவைக் கொண்டு கோடுகள் போடுகிறார்.

தெனாலிக்குத் தன் முன் உட்கார்ந்திருக்கும் மருத்துவர் ஒரு நீதிபதிபோல காட்சியளிக்கிறார். தன்னை தீர்ப்பை எதிர்பார்த்திருக்கும் ஒரு குற்றவாளியைப் போல உணர்கிறான். கடைசியாகத் தீர்ப்பு வருகிறது...

"உங்கள் இரத்த அழுத்தம் 130/90 mms of Hg உள்ளது. கொழுப்பு (Cholesterol) 200 mgs. உள்ளது. அதிலும் நல்ல கொழுப்பு கொஞ்சம் குறைவாகவும், கெட்ட கொழுப்பு சிறிது அதிகமாகவும் உள்ளது. இரத்தத்தில் சர்க்கரை அளவும் கொஞ்சம் அதிகமாக உள்ளது. ஆகவே, நீங்கள் மருந்துகள் சாப்பிட வேண்டும்!" என்று மருத்துவர் அறிவுறுத்துகிறார்.

ஒரு நீண்ட மருத்துவக் குறிப்பை (Prescription) மருத்துவர் தயார் செய்து தெனாலியிடம் கொடுக்கிறார்.

தெனாலிக்கோ உடல் உபாதைகள் ஏதுமில்லை. ஆகவே, அவர் மருத்துவரிடம், "நான் ஏன் மருந்துகள் சாப்பிட வேண்டும்?" என்று கேட்கிறான்.

"உங்களுக்கு உடல் உபாதைகள் இல்லாவிட்டாலும் பரிசோதனைகள்படி உங்களுக்கு நோய்கள் உள்ளன. எப்பொழுது வேண்டுமானாலும் உங்களுக்கு இதய நோய் வருவதற்கு வாய்ப்புகள் உள்ளன. ஆகவே நீங்கள் மருந்துகள் சாப்பிட்டுத்தான் ஆகவேண்டும்!" என்று சொல்கிறார்.

இப்பொழுது சில கேள்விகள்

'நோய்' என்பது மருத்துவரின் அறிவு சார்ந்த விஷயமா அல்லது நோயாளியாகக் கருதப்படும் மனிதரின் உடல்நிலையைப் பொறுத்ததா?

நோய் என்பது கருவிகளும் பரிசோதனைக் கூடங்களும் முடிவு செய்வதா அல்லது ஒவ்வொரு மனிதனும் தனது இயலாமையைப் பொறுத்துக் கணிக்க வேண்டியதா?

ஆங்கிலப் பெயரான 'Disease' ஒரு காரணப் பெயராகும். இரு மூல வார்த்தைகள், 'Dis' மற்றும் 'Ease' சேர்ந்தே 'Disease' எனும் ஒரு வார்த்தை உருவாகியது. ஒருவனுடைய வாழ்க்கை ஈசியாக - இயல்பாகச் செல்லும்போது அவன் ஆரோக்கியமாக இருக்கிறான் என்று அர்த்தம். அவனுடைய ஈஸியான வாழ்க்கை மாறும்போது அதாவது dis+ease ஆக மாறும்போது அது disease ஆக, நோயாக மாறுகிறது.

எடுத்துக்காட்டாக, ஓர் ஊரில் ஒரு காவல் ஆய்வாளர் எல்லா வீடுகளும், கடைகளும், நிறுவனங்களும் திருடர்களால் சூறையாடப்படாமல் இருக்கிறதா என்று ஆண்டுக்கு ஒரு முறையோ மாதத்திற்கு ஒருமுறையோ ஆய்வு செய்ய வேண்டும் என்று கட்டளை இடுகிறார் என்று வைத்துக்கொள்வோம்.

அந்த ஆய்வாளர் ஒரு வீட்டுக்குச் செல்கிறார். அங்கு ஒரு கதவு திறந்து இருக்கிறது. சில ஜன்னல்கள் திறந்து இருக்கின்றன. சில துணிமணிகள் படுக்கைமேல் இருக்கின்றன. இந்தக் குறிகளைக் கொண்டு காவல் ஆய்வாளர், "இந்த வீட்டில் திருட்டுப் போய்விட்டது" என்று கூறுகிறார். ஆனால் வீட்டு உரிமையாளரோ, "வீட்டில் திருட்டு ஒன்றும் நடக்கவில்லை. எல்லாம் ஒழுங்காக இருக்கிறது" என்று சொல்கிறார்.

ஆனால் ஆய்வாளரோ, "இல்லை. இல்லை. திருட்டு நடந்ததற்கான அறிகுறிகள் உள்ளன. ஆகவே நீங்கள் ஒரு புகார் எழுதிக்கொடுங்கள். நாங்கள் நடவடிக்கை எடுக்கிறோம்" என்று கூறுகிறார்.

இன்னொரு வீட்டில் பணம், நகைகள் கொள்ளை போயுள்ளன. அது குறித்து வீட்டு உரிமையாளர் காவல் ஆய்வாளரிடம் புகார் ஒன்றை அளிக்கிறார். காவல் ஆய்வாளரும்

அந்த வீட்டுக்குச் சென்று ஆய்வு செய்கிறார். கதவுகள், ஜன்னல்கள் எல்லாம் ஒழுங்காக மூடப்பட்டுள்ளன. வீட்டுப் பொருள்கள் எல்லாம் ஒழுங்காக அது அதற்கு உரிய இடத்தில் உள்ளன. இந்த அறிகுறிகளை வைத்து ஆய்வாளர் அந்த வீட்டில் திருட்டு ஏதும் நடக்கவில்லை என்று ஓர் அறிக்கையைக் கொடுக்கிறார்.

ஒரு வீட்டில் திருட்டுப் போயிருக்கிறது என்பது யாருக்கு நன்றாகத் தெரியும்? காவல் ஆய்வாளருக்கா அல்லது வீட்டு உரிமையாளருக்கா? சட்டம் ஒழுங்கு பற்றி காவல் ஆய்வாளருக்குக் கல்வி அறிவும், அனுபவமும் அதிகமாக இருந்தாலும், திருட்டுப் போனதா இல்லையா, எது எது திருட்டுப் போனது, எவ்வளவு திருட்டுப் போனது என்கின்ற உண்மையான விவரங்கள் வீட்டில் குடியிருப்பவர்களுக்கு மட்டுமே தெரியும்.

ராமு சட்டைப்பையில் இரண்டாயிரம் ரூபாய் வைத்திருந்தான். அந்தப் பணத்தைக் காணவில்லை. அன்று மாலை அவனது மகன் ஒரு புதுச் சட்டை வாங்கி வருகிறான். முதலில் மழுப்பலாகப் பதில் சொல்லி, பிறகு மாட்டிக்கொள்கிறான். தந்தைக்குத் தெரியாமல் அவர் சட்டைப் பையிலிருந்து பணத்தை எடுத்துச் சென்று புதுச் சட்டை வாங்கிவிட்டான்.

ராமுக்கு உண்மை தெரிந்ததும் அவன் தன் மகனுக்கு அறிவுரைகள் சொல்லி மன்னித்துவிடுகிறான். இந்தச் சின்னப் பிரச்னைக்காகக் காவல் நிலையம் சென்று புகார் கொடுக்கவில்லை. பிரச்னைக்குத் தானே தீர்வு கண்டு கொண்டான்.

பீர்பால் வீட்டில் இரும்புப் பெட்டகத்தில் வைத்திருந்த ஐந்து பவுன் நகைகளும் இரண்டு இலட்சம் ரூபாய் ரொக்கமும் திருட்டுப் போய் விட்டன. இவற்றை யார் திருடினார்கள் என்று பீர்பாலுக்குத் தெரியவில்லை. இப்பொழுது பீர்பால் காவல் நிலையத்திற்குச் சென்று புகார் அளிக்கிறார்.

அந்தப் புகாரின் அடிப்படையில் காவல் ஆய்வாளர் பீர்பால் வீட்டுக்குச் சென்று ஆய்வுகளை மேற்கொள்கிறார். அவரது கல்வி அறிவையும் அனுபவத்தையும் கொண்டு, யார் திருடி இருக்கலாம் என்று அனுமானித்துத் திருடனைப்

பிடித்துவிடுகிறார். திருட்டுப் போன பொருள்களையும் மீட்டு பீர்பாலிடம் கொடுக்கிறார்.

மேற்கண்ட உவமைகளை மருத்துவத்துடன் ஒப்பிட்டுப் பார்ப்போம்.

ஒருவருக்கு உபாதைகள் ஏதும் இல்லை. ஆனால் அவருக்கு மருத்துவர் நோய் இருக்கிறது என்று சொல்லி (பயம் காட்டி) மருந்துகளைப் பரிந்துரைக்கிறார்.

இன்னொருவர் உபாதைகளுடன் மருத்துவரைக் காணச் செல்கிறார். மருத்துவப் பரிசோதனைக்குப் பிறகு இவருக்கு நோய் எதுவும் இல்லை என்று சொல்லி இவரை மனநல மருத்துவரைப் பார்க்கப் பரிந்துரைக்கிறார்.

மனநல மருத்துவரும் ஒரு மருத்துவர்தான் என்பதில் ஐயம் ஏதும் இல்லை. ஆனால் ஒருவர் தம் நோய்க்குத் தீர்வு தேடி ஒரு மருத்துவரிடம் வரும்போது அந்த மருத்துவர் அந்த நோயாளியின் மனதில் ஒரு குற்ற உணர்வை உண்டாக்கி, அந்த நோய்க்குக் காரணமே நோயாளியின் கற்பனையும் மன அழுத்தமும்தான் என்ற ஒரு தோற்றத்தை உருவாக்கி மனநல மருத்துவரிடம் அனுப்புவதுதான் கொடுமையானது.

மருத்துவருக்கு மருத்துவக் கல்வி அறிவு, அனுபவம் ஆகியவை அதிகமாக இருந்தாலும், தனக்கு எந்த ஒரு உபாதையும் இல்லை என்று சொல்பவருக்கு மருத்துவம் செய்வதும், உபாதைகளுடன் வருபவருக்கு மருத்துவம் மறுக்கப்படுவதும் மனஅழுத்தத்தை உண்டாக்குவதும் ஏற்புடையது அல்ல.

பொருளைப் பறிகொடுத்த ஒருவர் காவல்நிலையத்தில் புகார் கொடுத்து அந்தப் புகாரின் மேல் நடவடிக்கை எடுத்து, காவல் ஆய்வாளர் ஆய்வு மேற்கொள்வதே சரியான முறையாகும். புகார் கொடுத்தவர் வீட்டுக்கு யார் யார் வந்துபோகிறார்கள், ஏற்கெனவே திருடர்கள் பட்டியலில் இடம் பெற்றுள்ளோர் அந்தப் பகுதியில் சுற்றித் திரிகிறார்களா, சந்தேகப்படும்படியாக யாராவது நடந்துகொள்கிறார்களா, புதிதாக யாரிடமாவது பணம் அதிகமாகப் புழங்குகிறதா என்பனவற்றைக் கருத்தில் கொண்டு திருடியவர் யாராக இருக்கும் என காவல்துறை அதிகாரிகள் கண்டுபிடிப்பார்கள்.

அதேபோல, ஒருவர் தனக்கு தலைவலிக்கிறது, மயக்கமாக வருகிறது அல்லது வயிற்றை வலிக்கிறது என்று ஒரு மருத்துவரிடம் சென்றால் அந்த மருத்துவர் இந்த நோயாளியின் அறிகுறிகள், தோற்றம், வாழ்க்கை முறை, கடந்த கால நிகழ்வுகள் ஆகியவற்றைக் கொண்டும், தேவைப்பட்டால் இதர மருத்துவப் பரிசோதனைகள் செய்தும் அவரது நோயைப் புரிந்துகொண்டு தேவையான சிகிச்சை அளிக்க வேண்டும்.

உணவு முறைகளிலோ, வாழ்க்கை முறைகளிலோ மாற்றங்கள் தேவைப்பட்டால் அந்த நோயாளியின் சூழ்நிலைகளுக்கேற்ற அறிவுரைகளைச் சொல்லி ஆரோக்கியமான மாற்றங்களை உருவாக்க முயல வேண்டும். அவசியம் மருந்து கொடுக்க வேண்டிய சூழ்நிலையில் பக்க விளைவுகள் இல்லாத அல்லது குறைவான, விலையும் குறைவான, தக்க மருந்துகளை மருத்துவர் பரிந்துரைக்க வேண்டும்.

தவிர்க்க முடியாத, வேறு வழியே இல்லை எனும் பட்சத்தில் அறுவை சிகிச்சைக்குப் பரிந்துரைக்க வேண்டும். அறுவைசிகிச்சைக்குப் பரிந்துரைக்கும்போது நோயின் தன்மை. நோயாளியின் வயது, பொருளாதாரச் சூழ்நிலை, குடும்பச் சூழ்நிலை. நோயாளியின் தனிப்பட்ட விருப்பம் அனைத்தையும் கருத்தில் கொள்ள வேண்டும்.

மருத்துவர் நோயாளிக்கு ஒரு தந்தையாக (அல்லது தாயாக), ஒரு நண்பனாக, ஒரு ஆசானாக இருந்து அன்புடன் வழிகாட்டி, நோயாளியும் நோயாளியின் குடும்பத்தாரும் சேர்ந்து ஒரு நல்ல முடிவெடுக்க உதவ வேண்டும். எக்காரணத்தைக் கொண்டும் மருத்துவர் தன் கருத்துக்களை மட்டுமே திணிப்பதில் கவனம் செலுத்தக் கூடாது. சரியான மருத்துவ முறையை நோயாளிக்குக் கொண்டு சேர்ப்பதன் மூலமே மருத்துவர் தனக்கு வேண்டிய பொருளை ஈட்ட வேண்டும். தான் பொருள் ஈட்ட வேண்டும் என்ற ஒரே எண்ணத்துடன் நோயாளிக்கு சிகிச்சை செய்வது மருத்துவ நெறிமுறைகளுக்கு மாறானது.

5

சுதந்திரம் ஆரோக்கியத்தின் திறவுகோல்

எக்காலத்திலும் இல்லாத அளவுக்கு இக்காலத்தில் உலகளாவிய அளவில் மக்கள் அடிமைப்பட்டுள்ளார்கள். பண்டைய காலங்களில் ஒரு நாடு இன்னொரு நாட்டுக்கு அடிமைப்பட்டு இருந்தது. ஒரு சமூகத்தார் இன்னொரு சமூகத்தாருக்கு அடிமைப்பட்டு இருந்தனர். ஜமீன்தார்களுக்கும், மிராசுதார்களுக்கும், பண்ணையார்களுக்கும் சேவகர்கள் அடிமைப்பட்டுக் கிடந்தனர்.

ஆனால், இக்காலத்தில் உலக மக்கள் அனைவருமான நாம் அடிமைப்பட்டுக் கிடக்கிறோம் என்று அறியாமலேயே பெருநிறுவனங்களுக்கு (Corporate Companies) அடிமைப்பட்டுக் கிடக்கிறோம். நாம் எதை உண்ண வேண்டும், எதை உடுத்தவேண்டும், நமது குழந்தைகள் எதைப் படிக்க வேண்டும், என்ன வேலைக்குச் செல்ல வேண்டும் போன்ற அனைத்தையும் நம்மையும் அறியாமல் பெருநிறுவனங்கள் இலாபம் ஒன்றையே கருத்தில் கொண்டு நம்மேல் திணிக்கின்றன. பெரும்பாலான அரசாங்கங்களும் இதற்குத் துணைபோவது வேதனைக்குரிய நிலையாகும்.

விளம்பரங்கள் எனும் பெயரில் பொய்கள் தலைவிரித்தாடு கின்றன. மக்கள் மூளைச்சலவை செய்யப்படுகிறார்கள்.

மருத்துவமும் பெருநிறுவன முதலாளித்துவத்திற்கு அடிமைப்பட்டு இருப்பது மறுக்கமுடியாத ஓர் உண்மையாகும். விளம்பர உத்திகளும், ஊடகங்களின் பொறுப்பற்ற பல செயல்களும் பெரும்பாலான மக்களை நோயுற்றவர்களாக நம்பவைக்கின்றன. விளம்பர நிறுவனங்களும், ஊடகங்களும் பெரும்பாலும் பெருநிறுவனங்களின் பிடிக்குள்தானே இருக்கின்றன!

சில பானங்கள் குழந்தைகளின் உடல் வளர்ச்சிக்கும். மூளை வளர்ச்சிக்கும் அவசியம் என்பது போலவும், அயோடின் சேர்க்கப்பட்ட உப்பு குழந்தைகளின் அறிவு வளர்ச்சிக்கு இன்றியமையாதது போலவும் விளம்பரங்களில் காட்டப்படுகின்றன. இந்தக் கூற்றுக்கள் எந்த அளவுக்கு உண்மை?

பெரும்பாலான விளம்பரங்கள் பெண்களையும், இளைஞர்களையும், குழந்தைகளையும் இலக்காகக் கொண்டு செய்யப்படுகின்றன. உடல் எடை தொடர்பான விளம்பரங்கள் பெரும்பாலான பெண்களுக்கும், இளைஞர்களுக்கும் குற்ற உணர்ச்சியை உண்டாக்கி, அவர்கள் நோயுற்றவர்கள் போல ஒரு மாயை உண்டாக்கி அதில் பெருநிறுவனங்கள் இலாபம் அடைகின்றன. இந்த வியாபார விளையாட்டில் நுகர்வோர்கள் ஆரோக்கியம் கெட்டு, பணத்தையும் தேவைக்கு அதிகமாகச் செலவு செய்து நஷ்டம் அடைவது வேதனைக்குரியதாகும்.

உடல் எடை மட்டுமல்ல. முடி தொடர்பான பிரச்சினைகள், தோல் தொடர்பான பிரச்சினைகள் (பரு, வெண்புள்ளி, கரும் புள்ளி), பாலுறவுப் பிரச்சினைகள் அனைத்தும் பெருநிறுவன உத்திகளிலிருந்து தப்ப முடிவதில்லை.

ஒரு காலத்தில் உணவு, வளர்ச்சி, உடலில் ஏற்படும் சிறு சிறு மாற்றங்கள், உணர்வு, கழிவுகள், புணர்தல், குழந்தைப்பேறு, குழந்தை வளர்ப்பு, மூப்பு, இறப்பு அனைத்தும் இயற்கையாக நடைபெற்றன. இவை அனைத்தும் மனிதனுக்கு மனிதன், குடும்பத்திற்குக் குடும்பம், சமூகத்திற்குச் சமூகம் மாறி இருந்தன. இந்த மாற்றங்கள் அனைத்தும் இயல்பாக எடுத்துக் கொள்ளப்பட்டு ஆரோக்கியமாகக் கருதப்பட்டன.

ஆனால், இக்காலத்தில் மேற்கூறப்பட்ட அனைத்தையும் தரப்படுத்தல் (Standardization) எனும் பெயரில் ஒவ்வொன்றுக்கும் ஓர் அளவீட்டை உருவாக்கி அந்த வரையறைக்குள் வராதவற்றை 'நோய்' என முத்திரை குத்திவிடுகிறார்கள்.

தனிமனிதக் கோட்பாட்டின்படி (Principle of Individualization) பெரும்பாலானவர்கள் இந்த அளவீட்டிற்குள் அடங்குவதில்லை. பெரும்பாலானோர் நோயாளிகளாகவே கருதப்படுகின்றனர். இச்செய்கையினால் இலாபம் யாருக்கு, நஷ்டம் யாருக்கு என்பதை வாசகர்களாகிய நீங்கள் நன்கு புரிந்துகொள்ளுங்கள்.

இந்த நூலின் முன்னுரையில், 'எல்லோரும் ஒன்றாக இருப்பதில்லை, மனிதர்கள் எப்படிப் பலவிதமோ அப்படியே அவர்கள் ஆரோக்கியமும் பலவிதமே, அவர்களின் நோய்களும் பலவிதமே' எனப் பார்த்தோம்.

முந்தைய அத்தியாயத்தில் ஆரோக்கியமான தெனாலி ஒரு நாள் பல இன்னல்களுக்குப் பிறகு மருத்துவரைச் சந்திக்கும்போது, நோய்த் தொல்லை ஏதும் இல்லாமலே, தெனாலியின் இரத்த அழுத்தம், இரத்தத்தில் உள்ள கொழுப்பு, சர்க்கரை ஆகியவற்றில் உண்டான சிறிய மாற்றங்களைக் கொண்டு எப்படி அவன் ஒரு நோயாளியாக மாற்றப்பட்டான் என்று பார்த்தோம்.

ஒரு நல்ல மருத்துவர் தெனாலியின் முந்தைய ஆரோக்கியம் எப்படி இருந்தது, மருத்துவரைச் சந்திக்க வருமுன் அவன் என்ன சூழ்நிலையில் இருந்தான் என்று அறிந்து இருக்க வேண்டும். அவர் களைத்திருந்தாலோ, நேரமின்மை காரணமாகவோ தெனாலிக்கு முழு கவனத்தையும் செலுத்த முடியாத சூழ்நிலையில் இருந்திருந்தால், அவனை மற்றொரு நாள் வரச்சொல்லி அவனைப் பற்றி நன்கு புரிந்துகொண்டு சரியான அறிவுரையை சொல்லி இருந்தால், தெனாலிக்குச் சுதந்திரம் கிடைத்திருக்கும். அந்தச் சுதந்திரமே அவனது ஆரோக்கியத்தை மேம்படுத்தும்.

தெனாலியின் இரத்த அழுத்தத்தைப் பற்றிக் கொஞ்சம் பகுப்பாய்வு செய்து பார்ப்போம். அவன் காலையில் படுக்கை யை விட்டு எழும்போது சுறுசுறுப்பாக மன அமைதியுடன் இருந்துள்ளான். நாள் நகர நகர சூழ்நிலைகள் அவனை அழுத்தத் தொடங்குகின்றன. அவனுடைய உணவு, உணர்வு, உடல் மூன்றுமே பாதிக்கப்படுகின்றன. அவன் மாலையில் மருத்துவரைச் சந்திக்கும்போது அவனது உள் அழுத்தம் ஓங்கி நிற்கிறது. இதுவே அவனது இரத்த அழுத்தத்தைச் சிறிது அதிகரித்துவிடுகிறது. பொது நலனில் அக்கறை காட்டும் எந்த மருத்துவரும் தெனாலியின் சூழ்நிலை, வயது ஆகியவற்றைக் கருத்தில் கொண்டு அவனை இரத்த அழுத்த நோயாளியாக பிரகடனப் படுத்தி இருக்கமாட்டார்.

இரத்தத்தில் கொழுப்பின் அளவு, சர்க்கரையின் அளவுகூட மனிதனுக்கு மனிதன் மாறக்கூடியது, ஒவ்வொரு நேரமும் ஒவ்வொரு அளவைக் காட்டும். உணவுப் பழக்க வழக்கங்களைப் பொறுத்து, மன உளைச்சலைப் பொறுத்து ஒவ்வொருவருக்கும் வெவ்வேறு அளவில் மாறுபட்டு இருக்கும்.

இதனை இயல்பான உடல் இயக்க மாறுதல்கள் (Physiological Variations) என அழைக்கிறோம். இவை இயல்பானவையே; நோய்கள் அல்ல.

உடல் இயக்க மாற்றங்கள் எல்லாச் சூழ்நிலைகளிலும் தொடர்ந்து அதிகமாகவோ குறைவாகவோ இருந்து நமது உணவு, உணர்வு, செயல், அன்றாட வாழ்க்கை ஆகியவற்றை பாதிக்கும்போதுதான் அது நோயாகக் கருதப்பட வேண்டும். எப்பொழுதாவது ஏற்படும் சின்னச் சின்ன அசௌகரியங்களை (Indispositions) நமது வாழ்க்கை முறையில் நாமே சின்னச் சின்ன மாற்றங்களை உண்டாக்கிச் சரி செய்துகொள்ள முடியும்.

தனிமனித சுதந்திரமே ஆரோக்கியத்திற்குத் திறவுகோல் என்பதை நாம் உணரவேண்டும். அதே சமயத்தில் தனிமனித சுதந்திரம் சமூகக் கட்டுப்பாடு, சட்டங்கள், பிறரின் சுதந்திரம் ஆகியவற்றைக் கெடுப்பதாக இருக்கக்கூடாது. இதனைப் பற்றி அடுத்த அத்தியாயத்தில் பார்ப்போம்.

6
தனிமனித சுதந்திரமும் சமூகமும்

முந்தைய அத்தியாயங்களில் ஒவ்வொரு மனிதனின் தனித்தன்மைகளைப் பற்றிப் பார்த்தோம். மனிதர்கள் ஒவ்வொருவருக்கும் தனித் தன்மைகள் இருந்தாலும், அவர்கள் சமூகத்தின் ஓர் அங்கமாகத்தான் செயல்பட முடியும். யாரும் சமூகத்தின் தொடர்பே இல்லாமல் தனித்து வாழ முடியாது.

உணவு, உடை, இருப்பிடம், சுகாதாரம், உடலுறவு, பொழுதுபோக்கு இப்படியாகப் பல தேவைகளுக்கு ஒருவருக்கு ஒருவர் இணைந்து செயல்பட்டால் மட்டும்தான் மனித இனம் தொடர்ந்து வளர்ச்சி அடைய முடியும்.

நாம் எல்லோரும் மூன்று நிலைகளைக் கடந்து வருகிறோம். சார்பு நிலை (Dependent Stage), சார்பற்ற நிலை (Independent Stage), இடைச்சார்பு நிலை (Interdependent Stage) ஆகியவையே அந்த மூன்று நிலைகளாகும்.

இந்த மூன்று நிலைகளும் தனித்தனியாக அறியப்பட்டாலும் இவை மூன்றும் ஒன்றோடு ஒன்று தொடர்புடையவையே.

ஒரு குழந்தை பிறந்தவுடன் தன்னுடைய தேவைகளை, தனக்குத்தானே செய்துகொள்ள இயலாது. பால் குடிப்பதற்கும், தன்னை சுத்தப்படுத்துவதற்கும், உடை மாற்றுவதற்கும், தூளியில் போடுவதற்கும், தூங்க வைப்பதற்கும் பிறர் உதவி தேவைப்படுகிறது.

இந்த நிலையே சார்பு நிலையாகும். குழந்தைகளும், மனநிலை பாதிக்கப்பட்டவர்களும், சில மாற்றுத்திறனாளிகளும் இந்த நிலையில் இருக்கிறார்கள்.

குழந்தை வளர வளர சார்பு நிலை கொஞ்சம் கொஞ்சமாக மாறுகிறது. தன் கைகளால் பாலை வாங்கிக் குடிக்கிறது. சோற்றை அள்ளிச் சாப்பிடுகிறது. தானே எழுந்து நடக்கிறது. படுக்கையில் போய் படுத்துக்கொள்கிறது.

இன்னும் அந்தக் குழந்தை பெரிதாகும்போது மலம், ஜலம் கழித்தபின் சுத்தம் செய்துகொள்வது, குளிப்பது, உடை அணிந்துகொள்வது, பள்ளிக்குச் செல்வது, படிப்பது போன்ற தேவைகளைத் தானே செய்துகொள்கிறது.

குழந்தைகள் பெரியவர்கள் ஆனதும், குறிப்பாக இளம் வாலிப வயதில், மற்றவர் ஆதரவு இல்லாமல் எல்லாவற்றையும் தானே செய்துகொள்ள முடியும் என்று நினைக்கிறார்கள். இதுவே சார்பற்ற நிலையாகும். ஆனால் இந்த நிலை ஒரு மாயைதானே ஒழிய உண்மை நிலை அல்ல.

உணவை நாமே சாப்பிட்டாலும், ஒரு விவசாயியின் உதவி இன்றி, ஒரு வியாபாரியின் துணையின்றி, தாய், தந்தை, நமக்கு வேலை தரும் முதலாளி அல்லது நமது வாடிக்கையாளர்கள் ஆகியோர் தரும் பணம் இன்றி நமக்கு உணவே கிடைக்காது. ஆகவே சார்பற்ற நிலை என்பது ஒரு மாயைதான்.

நமது யதார்த்தமான, உண்மையான நிலை இடைச்சார்பு நிலையே ஆகும்,

இடைச்சார்பு நிலையென்பது ஒருவரோடு ஒருவர் சார்ந்து இருப்பதாகும். பிள்ளைகள் பெற்றோர்களைச் சார்ந்திருப்பதும், பெற்றோர்கள் பிள்ளைகளைச் சார்ந்திருப்பதும் இடைச்சார்பு நிலையாகும். ஆசிரியர்களுக்கும் மாணவர்களுக்கும் இடையே உள்ள உறவு, வியாபாரிகளுக்கும் வாடிக்கையாளர்களுக்கும் உள்ள உறவு எல்லாமே இடைச்சார்பு சார்ந்தவையே ஆகும். மருத்துவர், மருத்துவ நுகர்வோர் (நோயாளி) உறவும் இப்படிப் பட்டதுதான்.

நாம் வாழும் ஒவ்வொரு நாளும் நமக்குத் தெரிந்தோ, தெரியாமலோ ஆயிரக்கணக்கான மனிதர்கள், விலங்குகள், தாவரங்கள், பறவைகள், புழு பூச்சிகள், நுண்ணுயிர்கள் (Micro-organisms) நமக்கு உதவிக்கொண்டே இருக்கின்றன.

அதேபோல் நாமும் நமக்கே தெரிந்தும் தெரியாமலும் ஆயிரக்கணக்கான மனிதர்களுக்கும் மற்ற உயிரினங்களுக்கும் உதவி செய்துகொண்டே இருக்கிறோம்.

நமது வருமானத்திற்காக தொழில்கள் செய்தாலும் அந்தத் தொழில்கள் மூலமாக நாம் நமது வாடிக்கையாளர்களுக்கும் அவர்கள் மூலமாக அவர்கள் குடும்பத்தார்களுக்கும், அவரைச் சார்ந்திருப்போருக்கும் உதவுகிறோம்.

மேலும் மூலப்பொருள்கள் உற்பத்தியாளர்கள், பொருள்களைக் கொண்டு வரும் வாகன ஓட்டிகள், பணியாளர்கள், அவர்களது குடும்பத்தினர்கள் அனைவருக்கும் உதவுகிறோம்.

இந்த இடைச்சார்பு வாழ்க்கை உலக மக்கள் அனைவரையும். எல்லா உயிரினங்களையும் ஒன்று திரட்டி ஓர் உலகளாவிய குடும்பத்தை உருவாக்குகிறது.

ஒவ்வொரு மனிதனும் தனது சுதந்திரத்தை அனுபவிக்கும் அதே வேளையில் மற்றவர்களுடைய சுதந்திரத்தில் குறுக்கிடாமல், அவர்களுடைய வாழ்க்கைச் சூழ்நிலையைக் கெடுக்காமல் வாழ்ந்தால் இந்த உலகளாவிய குடும்பம் என்றும் ஒன்றுபட்டு மகிழ்ச்சியுடன் இருக்கும்.

மனிதனின் ஒவ்வொரு உறுப்பும், ஒவ்வொரு செல்லும் ஆரோக்கியமாக இருக்கும் நிலையில் முழு மனிதனும் ஆரோக்கியமானவனாக இருக்கிறான் அல்லது இருக்கிறாள். அதேபோல் ஒவ்வொரு மனிதனும் தனது கடமையைச் செவ்வனே செய்து வந்தால் உலகம் எனும் மாபெரும் குடும்பம் ஆரோக்கியமாக இருக்கும்.

ஓர் ஆரோக்கியமான மனிதனுக்குக் காலில் அடிபட்டு புண் வந்துவிட்டது என்று வைத்துக்கொள்வோம். அந்த உடம்பின் மொத்தப் பரப்பளவில் ஒரு மிகச் சிறிய பகுதியே புண்பட்டிருக்கிறது. இந்தச் சூழ்நிலையில் உடம்பின் எல்லா உறுப்புக்களும், செல்களும் ஒன்று சேர்ந்து இணக்கமாகச் செயல்பட்டு அந்தப் புண்ணை ஆற்ற முனைகின்றன.

இதயம் வேகமாகத் துடித்து இரத்தத்தை அதிகமாக சுழற்சிக்குள் கொண்டு வருகிறது. இப்படி அதிகமாக சுழற்சிக்கு வரும் இரத்தத்தைத் தேவையான இடத்திற்கு அதாவது புண்பட்ட இடத்திற்கு அனுப்புவதற்கு மூளையும் அதன் நரம்பு மண்டலமும் துணை நிற்கின்றன. புண்ணில் இறந்துபோன செல்களை வெளியேற்றும் வேலையில் வெள்ளை அணுக்களும், நிணநீரும் ஈடுபடுகின்றன.

நுண்ணுயிர்களின் தாக்குதலிலிருந்து காத்துக்கொள்ளச் சிறப்பு வெள்ளை அணுக்களை (Lymphocytes like Macrophages,

T.Cells, etc.) மண்ணீரலும், நிணநீர் சுரப்பிகளும் உற்பத்தி செய்து பாதிக்கப்பட்ட இடத்திற்கு அனுப்புகின்றன.

இவ்வாறாக உடலின் ஆரோக்கியத்தை மேம்படுத்த எல்லா உறுப்புக்களும், செல்களும் இணைந்து செயல்படுகின்றன. இணைந்து செயல்படும் அதே வேளையில் ஓர் உறுப்பு மற்றோர் உறுப்பின் வேலையில் குறுக்கிடாமலும் பார்த்துக்கொள்கிறது.

மனித உடம்பில் எப்படி எல்லா உறுப்புக்களும் ஒன்றிணைந்து செயல்படுகிறதோ அதேபோல்தான் சமூகத்தின் செயல்பாடும்.

சான்றாக, ஒரு வீடு தீப்பற்றி எரிகிறது என்று வைத்துக் கொள்வோம். அந்தத் தீயை அணைப்பதற்கு அந்த வீட்டுக்காரர்கள் மட்டுமல்ல அக்கம்பக்கத்திலுள்ள அனைவரும் ஓடோடிவந்து உதவுவர். தீயணைக்கும் படையினர் அங்கு விரைவார்கள். காவல் துறையினர் தடுப்புகளிட்டுப் பாதுகாப்புக் கொடுப்பர். யாருக்காவது தீக்காயம் பட்டிருந்தால் மருத்துவ அவசர ஊர்தி (ambulance) மூலம் மருத்துவமனைக்கு அழைத்துச் செல்லப்பட்டு தேவையான மருத்துவம் அளிக்கப்படும். இப்படியாக ஒரு வீட்டுப் பிரச்சினைக்காக அந்தப் பகுதி மக்களும், மற்ற பகுதிகளிலிருந்து பலரும் ஒன்றிணைந்து பிரச்சினைக்குத் தீர்வு காண்கிறார்கள். இது சமுதாயத்தில் ஏற்படும் சிறு சிறு நோய்களை குணப்படுத்தும் முயற்சிகளாகும்.

வெள்ளம், புயல், சுனாமி, நிலநடுக்கம் போன்ற இயற்கைப் பேரிடர்களும் உலகுக்கு ஏற்படும் நோய்கள் ஆகும். இத்தகைய சூழ்நிலைகளிலும் தனிமனிதர்களும், வெவ்வேறு துறைகளைச் சார்ந்தவர்களும் ஒருவருக்கு ஒருவர் துணைபுரிந்து அழிவிலிருந்து நம்மை நாம் காப்பாற்றிக்கொள்கிறோம்.

'அண்டத்தில் உள்ளதே பிண்டம், பிண்டத்தில் உள்ளதே அண்டம்' என்பது சித்தர்கள் கூற்று. இந்த உலகில் உள்ளதுதான் நம் உடலிலும் இருக்கிறது; நம்முடைய உடலில் உள்ளதுதான் இந்த உலகிலும் இருக்கிறது என்பதே இதன் பொருளாகும்.

பண்டையகால கிரேக்க வேதாந்திகளும் இந்தக் கருத்தை வலியுறுத்தி இருக்கிறார்கள். அவர்கள் அண்டம் என்பதை Macrocosm என்றும் பிண்டம் என்பதை Microcosm என்றும் குறிப்பிட்டு உள்ளார்கள். இதுவே ஆங்கிலத்தில் 'As above, So below' என்று சொல்லப்படுகிறது.

அண்டத்திற்கும் பிண்டத்திற்கும் உள்ள தொடர்பை நாம் நன்கு புரிந்துகொள்வது மிகவும் அவசியம். தனிமனித சுதந்திரத்தைத் தவறாகப் பயன்படுத்தும்போது சுற்றுப்புறமும் சமூகமும் பாதிக்கப்படும். இந்தப் பாதிப்பு அண்டமெங்கும் பிரதிபலித்து மீண்டும் தனிமனிதர்களைப் பாதிக்கும்.

தனிமனித சுதந்திரமென்பது மற்றவர்களுடைய சுயநலக் கருத்துக்களும், செயல்களும் நம்மைப் பாதிக்காமல் பார்த்துக் கொள்வதும், அதே சமயத்தில் நம்முடைய சுயநலத்தால் சுற்றுச் சூழலையும் சமூகத்தையும் பாதிக்காவண்ணம் நடந்துகொள்வதும் ஆகும்.

7

உள்ளுணர்வு ஆரோக்கியத்தின் வழிகாட்டி

இந்தக் காலகட்டத்தில் மனிதர்களை வழிநடத்துவது, வழிகெடுப்பது ஆகிய இரண்டு வேலைகளையும் ஊடகங்களும் வலைத்தளங்களும் 'செவ்வனே' செய்துவருகின்றன.

ஊடகங்கள் அனைத்தும் அவை பிரபலம் ஆவதற்கும், அதிக இலாபம் ஈட்டுவதற்கும் போட்டி போட்டுக்கொண்டு செயல்படுகின்றன. அவை தரும் செய்திகள் பெரும்பாலும் உணர்ச்சிகளைத் தூண்டுவதாக இருக்கும்.

தூண்டப்பட்ட உணர்ச்சிகள் டோபமைன் (Dopamine), நார்எபிநெஃப்ரின் (Norepinephrine) போன்ற நரம்பணுக் கடத்திகளை (Neurotransmitters) தூண்டுகின்றன. காலப்போக்கில் இவை எப்படி போதை பொருள்கள் அடிமைப்படுத்துகின்றனவோ அதேபோல் நம்மை அடிமைப்படுத்துகின்றன.

உணர்ச்சிகள் தூண்டப்படுவதால் உருவாகும் நரம்பணுக் கடத்திகள் நம்மை மேலும் மேலும் உணர்ச்சிகளைத் தூண்ட வைக்கும் ஊடகங்களைத் தொடர்ந்து நாட வைக்கின்றன. இது நம்மை நேர்மறையான ஒரு வட்டத்துக்குள் (Positive Feed-back) எடுத்துச் செல்கிறது. இந்த வட்டத்திற்குள் சென்றுவிட்டால் வெளியில் வருவது அவ்வளவு எளிதல்ல.

இந்த வட்டத்திற்குள் சுழலச்சுழல நரம்பணுக்கடத்திகள் அதிகமாகப் பயன்படுத்தப்பட்டு, போகப்போக அதனுடைய உற்பத்தியும், தாக்கமும் குறைய ஆரம்பித்துவிடுகின்றன.

எப்படி போதைப்பொருள்கள் போகப்போக அதிக அளவில் தேவைப்படுகின்றனவோ அதேபோல ஊடகங்களின் தேவைகளும் அதிகமாகிப் போய்க்கொண்டே இருக்கின்றன.

இதனால் நமது நேரத்தையும், சக்தியையும் வீணடிக்கிறோம். தொழிலில் கவனம் குறைகிறது. உறவுகள் தொய்வடைகின்றன.

மேலே சொன்ன காரணங்களாலும் நரம்பணுக் கடத்திகள் உற்பத்தியும், தாக்கமும் குறைவதாலும் ஒரு குறிப்பிட்ட காலத்திற்குப் பிறகு உணர்ச்சிகள் மழுங்க ஆரம்பிக்கின்றன. மன அழுத்தம், மன உளைசல், மன சஞ்சலம் ஆகியவை அதிகமாகின்றன. இவை அனைத்தும் தூக்கமின்மை, இரத்த அழுத்தம், இதய நோய்கள், சர்க்கரை நோய் போன்றவற்றை அதிகப்படுத்துகின்றன.

சோமு இப்படித்தான் எல்லா செய்தித்தாள்களையும் முதல் வரியிலிருந்து கடைசி வரிவரை விடாமல் படிப்பார். தொலைக்காட்சிகளில் வரும் செய்திகளையும் விடாமல் பார்ப்பார். வாட்ஸப் (Whatsapp), ஃபேஸ்புக் (Facebook), டுவிட்டர் (Twitter) ஆகியவற்றையும் விடுவதில்லை.

நாளடைவில் மற்ற வேலைகளில் அவர் கவனம் குறையத் தொடங்கியது. அவருடைய நினைவாற்றலும் குறைந்து கொண்டே வந்தது.

அவருடைய உயர்அதிகாரிகளும், குடும்பத்தினரும் அவருடைய குற்றம் குறைகளை எடுத்துச் சொல்ல, சோமு அவர்கள் மேல் கோபமும் எரிச்சலும் அடைந்தார். தூக்கத்தை இழந்து, அமைதியை இழந்து மனச்சோர்வுக்கு (Mental Depression) ஆளானார்.

அவர் என்னிடம் சிகிச்சை நாடி வந்தார். நான் அவருக்கு ஹோமியோபதி மருந்துகள் கொடுத்து, சில அறிவுரைகளும் சொன்னேன்.

குறைந்தது 10 நாள் விடுப்பு எடுத்துக்கொண்டு குடும்பத்துடன் ஓர் இன்பச் சுற்றுலா செல்லச் சொன்னேன். அவர் ஓர் இசைப் பிரியர் என்று அறிந்துகொண்டு நிறைய பாடல்கள், வாத்திய இசைகள் கேட்கச் சொன்னேன். மூச்சுப் பயிற்சி, நடைப் பயிற்சி ஆகியவற்றை ஆர்வத்துடன் செய்யச் சொன்னேன்.

தொலைக்காட்சியில் இசை நிகழ்ச்சிகளையும், நகைச்சுவைக் காட்சிகளையும் பார்த்து ரசிக்கச் சொன்னேன்.

இதர நிகழ்ச்சிகளை குறிப்பாக செய்திகளைத் தவிர்க்கப் பரிந்துரைத்தேன். கைப்பேசியை மற்றவர்களின் அழைப்பை ஏற்றுப் பேசவும், மற்றவர்களை அழைத்துப் பேசவும், மின்னஞ்சல்களைப் படித்து முக்கியமானவற்றுக்கு மட்டும் பதிலளிக்கவும் மட்டுமே பயன்படுத்தச் சொன்னேன்.

மின்னஞ்சல்களை ஒரு நாளைக்கு ஒரு முறை மட்டுமே பார்க்கலாமே எனவும் எடுத்துரைத்தேன்.

ஒரு மாதம் கழித்து சோமு மீண்டும் என்னைப் பார்க்க வந்தார். அவர் முகத்தில் ஒரு தெளிவு இருந்தது.

சுற்றுலா சென்றிருந்தபோது அவர் மனைவியிடமும், குழந்தைகளுடனும் அதிக நேரம் செலவு செய்து இருக்கிறார். இது அவருக்கு ஓர் அலாதியான மகிழ்ச்சியைக் கொடுத்திருக்கிறது.

ஊடகங்களின் தொடர்பை அவர் குறைக்கக் குறைக்க அவர் உள்ளுணர்வு ஆசைப்பட்ட அம்சங்களைச் செய்யத் தொடங்கினார். அவருக்கு ஒரு புது சுதந்திரம் கிடைத்ததாக உணர்ந்தார். விளைவு அவர் நன்கு தூங்கினார். அவரது கோபமும், எரிந்து விழும் தன்மையும் மாறின.

அவரது இரத்த அழுத்தத்தைச் சோதித்துப் பார்த்தேன். அது இயல்பான நிலையில் இருந்தது. அவருடன் வந்திருந்த அவர் மனைவி மகிழ்ச்சி பொங்க எனக்கு நன்றிகள் பல சொன்னார்.

நான் சோமுவுக்குக் கொடுத்த வைத்தியத்தில் ஒரு இரகசியம் உள்ளது. அது என்னவென்றால் நான் சோமுவின் நோய்க் குறிப்புகளை (Case Taking) விரிவாக எடுக்கும்பொழுது என்னால் அவருடைய உள்ளுணர்வுகளைப் புரிந்துகொள்ள முடிந்தது. அவர் தம்முடைய உள்ளுணர்வுகளை நசுக்கி, ஊடகங்கள் மூலமாக அவர் கற்றதையே அறிவு என்று நம்பி அவற்றுக்கு அடிமையாகிவிட்டார்.

சோமுவுக்குக் குடும்ப நேசம் மிகவும் இருந்தது. ஆனால் அவருக்குக் குடும்பத்தாரிடம் அன்பு காட்ட நேரமில்லாமல் இருந்தது. அவருக்குப் பயணம் செல்வது ஒரு பிடித்த விஷயம். ஆனால் அதற்கும் நேரமில்லை என்றே அவர் நம்பினார்.

அவருடைய நோய்களுக்கான காரணமே அவர் மனம் விரும்பியதை அவர் அறிவு மறுத்ததுதான். மனமும் அறிவும் ஒன்றிணைந்து இயங்கும்போதுதான் ஆரோக்கியம் தழைத்து ஓங்குகிறது.

அன்றாட வாழ்க்கையிலிருந்து நாம் ஓர் உண்மையைப் புரிந்துகொள்ளவேண்டும். தன்னுடைய தேவைகளைப் பூர்த்தி செய்துகொள்ள விழையும் தாவரங்களும், விலங்குகளும் மனிதர்களைவிட ஆரோக்கியமாக இருக்கின்றன. ஏன், சொல்லப்போனால் படிப்பறிவு குறைவாக உள்ள உழைக்கும் மக்கள் படித்து உத்தியோகத்தில் உள்ள மக்களைவிட ஆரோக்கியத்தில் உயர்ந்தவர்களாகவே நான் கருதுகிறேன். இந்த உண்மையை நான் எனது மருத்துவத் தொழிலில் அன்றாடம் காண முடிகிறது.

பீர்பாலுக்கு பால் என்றால் மிகவும் பிடிக்கும். சிறு வயதிலிருந்தே அவர் தினமும் பால் குடித்து வந்தார். அவருடைய நண்பர் ஒருவருக்கு சிறுநீரகத்தில் கல் உற்பத்தியாகி வலியில் மிகவும் அவதிப்பட்டார். நண்பரின் மருத்துவர் சுண்ணாம்புச் சத்துதான் (Calcium) சிறுநீரகக் கல்லை உண்டாக்குகிறது என்று சொல்லி சுண்ணாம்புச் சத்துள்ள பால், கீரைகள் ஆகியவற்றை உணவிலிருந்து தவிர்க்கச் சொல்லி இருந்தார்.

உணவில் பாலைச் சேர்க்கும்போது உடல் எடை கூடும், கொலஸ்ட்ரால் (Cholesterol) எனும் கொழுப்பு இரத்தத்தில் அதிகரிக்கும், அதனால் இதயநோய் (Heart Attack) வரும் என சில ஊடகங்கள் வாயிலாக பீர்பால் அறிந்திருந்தார்.

மேற்சொன்ன காரணங்களால் பீர்பால் பால் குடிப்பதையே நிறுத்திவிட்டான்.

ராமு மகளுக்கு இரண்டு வயது. பாலை கண்டாலே அவளுக்குக் குமட்டும். கட்டாயப்படுத்திப் பாலைக் குடிக்க வைத்துவிட்டால் வயிற்றில் உள்ள அனைத்தையும் வாந்தி எடுத்துவிடுவாள்.

ஆனால், ராமுவின் உறவினர்கள் குழந்தைக்குப் பால் கொடுக்காவிட்டால் குழந்தையின் வளர்ச்சி பாதிக்கப்படும் என்று சொல்லி பாலைத் தொடர்ந்து கொடுக்க வைத்தனர். விளைவு மற்றவர்கள் கருத்துக்கு மாறாக குழந்தையின் ஆரோக்கியம் மேலும் மேலும் சீர்கெட்டுப் போனது.

பாலை விரும்பிக் குடிப்பவர் அதனைத் தவிர்க்கிறார். பால் பிடிக்காத, ஒத்துக்கொள்ளாத ஒரு குழந்தைக்குப் பாலைக் கட்டாயப்படுத்திச் சில பெற்றோர்கள் புகட்டுகிறார்கள்.

உள்ளுணர்வை மதிக்காமல் அறிவுக்கு மட்டுமே முக்கியத்துவம் கொடுக்கும் போது ஆரோக்கியம் சீர்குலைந்து போகிறது.

இன்றைய கால கட்டத்தில் படித்த மக்கள் பெரும்பாலும் உணவில் என்னென்ன சத்துப் பொருள்கள் எவ்வெவ்வளவு இருக்கின்றன எனப் பார்த்துப் பார்த்து வாங்குகிறார்கள். அறிவு சார்ந்த நல்ல விஷயமாக இருந்தாலும் இது ஓர் ஆரோக்கியமான அம்சம் அல்ல என்பது எனது தனிப்பட்ட கருத்தாகும்.

உணவுப் பொட்டலங்கள் மீது அச்சடிக்கப்படும் சத்துப் பொருள்களும் அவற்றின் அளவுகளும் 100 சதவிகிதம் உண்மைதானா என்பது எனது முதல் கேள்வி. அடுத்த கேள்விகள் இதனைப் பகுத்து ஆய்வது யார், எந்தப் பரிசோதனைக் கூடம் இதைச் செய்கிறது, இதன் நம்பகத்தன்மை எத்தகையது என்பவையாகும்.

ஒவ்வொரு சத்துப்பொருளுக்கும் தனித்தனி அரை ஆயுட்காலம் (half-life) உள்ளது. இயற்கை உணவில் உள்ள நமது அறிவுக்குத் தெரிந்த சத்துப் பொருள்களைத் தனித்தனியாக பிரித்து அவற்றை மீண்டும் ஒன்றுசேர்த்துச் செயற்கை உணவு தயாரிக்கும்போது அந்த உணவின் அரை ஆயுட்காலம் எவ்வளவாக இருக்கும்?

எந்த சத்துப் பொருள் வேறு எந்த சத்துப் பொருளுடன் இணைந்து செயல்படும் அல்லது முறிவை ஏற்படுத்தும் என்பது போன்ற அறிவு இப்பொழுது நமக்கு மிகக் குறைவாகவே உள்ளது.

'கற்றது கை மண் அளவு, கல்லாதது உலகளவு' – ஔவையார் மொழிந்த இக்கூற்று எக்காலத்திற்கும் பொருந்தக் கூடியது.

மாவுச்சத்து (Carbohydrate), புரதச்சத்து (Protein), கொழுப்புச்சத்து (Fat), A, B, C, D, E, K போன்ற வைட்டமின் சத்துக்கள், இரும்பு (Iron), சோடியம் (Sodium), பொட்டாசியம் (Potassium), அயோடின் (Iodine), மேக்னேசியம் (Magnesium) போன்ற கனிம சத்துக்களை நாம் அறிந்துள்ளோம். ஆனால் எத்தனை பேருக்கு 'ஆன்டி அல்சர் ஃபாக்டர் 'யு' (anti ulcer factor 'U') என்று அழைக்கப்படும் வைட்டமின் 'யு'வைப் பற்றித் தெரியும்?

இந்த 'ஆன்டி அல்சர் ஃபாக்டர் யு' என்பது உண்மையில் ஒரு வைட்டமின் அல்ல. இது 'எஸ் மீதைல் மெத்தியோனின்' (S-methyl methionine) என்று அழைக்கப்படும் ஒரு என்சைம்

(Enzyme) என்று அறிவியலாளர்கள் கூறுகின்றனர்.

இந்த 'எஸ் மீதைல் மெத்தியோனின்' வயிற்றுப் புண்ணைத் தடுக்க அல்லது குறைக்கக் கூடியது. இந்த சத்துப்பொருள் பச்சை முட்டைகோஸ், தக்காளி, பசலைக் கீரை ஆகிய உணவுப் பொருள்களில் உள்ளது.

அக்காலத்திலும், இக்காலத்திலும், வருங்காலத்திலும் மேற்சொல்லப்பட்ட உணவுகளை உண்பவர்களுக்கு 'எஸ் மீதைல்மெத்தியோனின்' கிடைத்துக் கொண்டே இருக்கும். அவர்களுக்கு எஸ்மீதைல்மெத்தியோனின்' பற்றிய அறிவு இல்லை என்றாலும் அவர்களுடைய உள்ளுணர்வு இத்தகைய உணவுகளைச் சாப்பிடத் தூண்டுகிறது.

பொருள் விவரச் சீட்டைப் (labels) பார்த்துச் சாப்பிடுபவர்கள் அறிவைப் பயன்படுத்துகிறார்கள். உள்ளுணர்வின் அடிப்படையில் சாப்பிடுபவர்கள் ஞானத்தால் வழி நடத்தப்படுபவர்கள் ஆவர்.

அறிவு என்றால் என்ன? ஞானம் என்றால் என்ன? இரண்டுக்கும் என்ன வித்தியாசம்?

அடுத்த அத்தியாயத்தில் பார்ப்போம்.

8

அறிவும் ஞானமும்

சுருங்கச் சொன்னால் பிறர் நமக்குக் கற்றுக் கொடுப்பது அறிவு. நம் ஆத்மாவிலிருந்து வெளிப்படும் உணர்வு ஞானம்.

தாவரங்களும், விலங்குகளும் கற்றல் ஏதும் இன்றி இயல்பாக வாழ முடிவது, அவை இயற்கையாகப் பெற்றுள்ள ஞானத்தால்தான்.

ஒரே தோட்டத்தில், ஒரே சூழ்நிலையில் வளரும் வெவ்வேறு மரங்களுக்கும், செடிகளுக்கும் யூரியா, ஃபாஸ்ஃபரஸ், பொட்டாசியம் போன்ற வெவ்வேறு சத்துக்கள் வெவ்வேறு அளவில் தேவைப்படுகின்றன.

தென்னை மரம் அதற்கு என்னென்ன சத்துக்கள் தேவையோ அவற்றை அதற்குத் தேவையான அளவுக்கு பூமியிலிருந்து கிரகித்துக்கொள்கிறது.

மாமரத்தின் தேவைகள் வேறு. அதனுடைய தேவைக்குத் தகுந்தபடி அதே பூமியிலிருந்து சத்துக்களைக் கிரகித்துக்கொள்கிறது.

இந்த அறிவை மரங்களுக்கு யார் கொடுத்தது? இம்மரங்கள் எங்கு சென்று இதைக் கற்றுக்கொண்டன? இது இம்மரங்களின் உள்ளுணர்வு, ஞானம் ஆகும்.

விலங்குகளைப் பாருங்கள். ஒரு விலங்கு இன்னொரு விலங்கைப் பார்த்து அதனுடைய தன்மையை மாற்றிக் கொள்வதில்லை. எடுத்துக்காட்டாக, எந்த ஒரு சிங்கமோ, புலியோ யானை, ஒட்டகச்சிவிங்கி போன்ற தாவர பட்சினிகளைப் பார்த்து தங்களின் இயல்பான உணவுப் பழக்கத்திலிருந்து மாறி இலை தழைகளைச் சாப்பிடுவதில்லை.

அதேபோல், ஒரு யானையோ, ஒரு ஒட்டகச்சிவிங்கியோ சிங்கம், புலி போன்ற மாமிச பட்சினிகளைப் பார்த்து மற்ற விலங்குகளை வேட்டையாடிச் சாப்பிடுவதில்லை.

சிங்கம் சிங்கமாகவே இருக்கிறது. யானை யானையாகவே இருக்கிறது.

இப்பொழுது கற்பனை செய்து பார்ப்போம். விலங்குகளெல்லாம் கல்வி கற்க ஆரம்பித்து அறிவைப் பெருக்கிக்கொள்கிறது என்று வைத்துக்கொள்வோம்.

யானையின் அறிவு பெருகும் போது அதனுடைய ஆராயும் தன்மை அதிகமாகி அது இப்படி யோசிக்க ஆரம்பிக்கலாம்:

"எனது உடம்போ பெரியது. மற்ற விலங்குகளைக் காட்டிலும் எனது எலும்புகள் பெரியவை. அவற்றை வலிமையாக வைத்திருக்க நான் உண்ணும் இலை தழைகளில் உள்ள கால்சியம் சத்து போதுமா?" என்று நினைத்து சிங்கம், புலி போன்ற மிருகங்களிடமிருந்து வேட்டையாட கற்றுக்கொண்டு மற்ற சிறு மிருகங்களைப் பிடித்துச் சாப்பிட ஆரம்பித்தால் என்ன ஆகும்?

அதேபோல் சிங்கத்தின் அறிவு பெருகி, "நான் எப்போதுமே மற்ற விலங்குகளை அடித்துச் சாப்பிடுகிறேனே, எனக்கு கொலஸ்ட்ரால் அதிகமாகி இதயத் துடிப்பு நின்று, நான் செத்து விடுவேனோ!" என்று பயந்து அது சைவ உணவை உண்ண ஆரம்பித்தால் என்ன ஆகும்?

சீத்தா பாட்டி சைவ உணவு உண்பவர். அவர் ஒரு சமூக சேவகரும்கூட. அவர் பல கருத்தரங்குகளில் கலந்துகொண்டு சைவ உணவின் மேன்மையைப் பற்றிப் பேசிவருகிறார். பல பத்திரிகைகளிலும் இதைப்பற்றி எழுதி வருகிறார். மனிதர்களுக்கு உகந்த உணவு சைவ உணவு மட்டும்தான் என்பது அவரது சித்தாந்தம்.

ஒருமுறை அவர் என்னைச் சந்தித்தபோது அவர் வளர்க்கும் ஒரு நாயின் உடல்நலக் குறைவைப்பற்றி ஆலோசனை கேட்டார்.

அவர் உயர்சாதி நாய்கள்[1] இரண்டு வளர்த்து வந்தார். அவற்றிற்கு சைவ உணவே கொடுத்து வந்தார். ஒரு நாள் சாலையில் அடிபட்டுக்கிடந்த ஒரு தெருநாயை வீட்டிற்குத் தூக்கி வந்து தக்க மருத்துவ சிகிச்சை கொடுத்து அதன் உயிரைக் காப்பாற்றினார். அந்த நாய் நன்றியுடன் அவர் வீட்டிலேயே தங்கிவிட்டது.

---

1 - நாய்களில்கூட சாதியை நுழைத்தது மனிதன்தானே!

அந்த நாய்க்கும் சீத்தா பாட்டி சைவ உணவை மட்டுமே கொடுத்து வந்தார். அந்த நாயும் அதனைச் சாப்பிட்டுவிட்டு நன்றியுடன் வாலை ஆட்டிக்கொண்டு சீத்தா பாட்டியைச் சுற்றிச் சுற்றி வந்தது.

சில மாதங்களில் இந்த நாய்க்குச் சரும நோய் வந்து தோலெல்லாம் புண்ணாக ஆரம்பித்தது.

சீத்தா பாட்டி பல மிருக வைத்தியர்களிடம் இந்த நாயை அழைத்துச் சென்று வைத்தியம் செய்தார். ஆனால் போகப்போக நோய் அதிகமாகிக்கொண்டே போனது. இந்த நிலையில்தான் அவர் என்னைக் கலந்து ஆலோசித்தார்.

நான் சீத்தா பாட்டிக்குக் கொடுத்த அறிவுரை என்னவென்றால், "நீங்கள் நாயை நாயாகத்தான் வளர்க்கவேண்டும்; ஆடு, மாடுகளை வளர்ப்பதுபோல் வளர்க்கக்கூடாது. நாயின் தன்மை வேறு, ஆடு மாடுகளின் தன்மை வேறு. நீங்கள் சைவ உணவு சாப்பிடுபவராக இருந்தாலும் நாயின் உணவுத் தேவையைப் புரிந்துகொண்டு அந்த உணவைக் கொடுங்கள். இல்லையேல் அதனைச் சாலையிலே விட்டுவிடுங்கள்" என்று அறிவுறுத்தினேன்.

என் அறிவுரையை ஏற்று அவர் கசாப்புக் கடைகளிலிருந்தும், மீன் அங்காடிகளிலிருந்தும் இறைச்சி, மீன் கழிவுகளை வேலையாட்கள் மூலம் வாங்கி நாய்க்குக் கொடுத்து வந்தார். கொஞ்சம் கொஞ்சமாகத் தோலில் உள்ள புண்கள் ஆற ஆரம்பித்தன. சில மாதங்களில் இயல்பு நிலைக்கு வந்துவிட்டது.

மனிதன் அதிகம் கல்வி கற்கக் கற்க அறிவு அதிகமாகிறது. ஆனால், பெரும்பாலானோருக்கு ஞானம் மங்கிவிடுகிறது.

சிறு குழந்தைகளுக்கு ஞானம் அதிகம். குழந்தைகள் வளர வளர மற்றவர்களின் வழிகாட்டலில் அவர்களுக்கு அறிவு வளர்கிறது. ஆனால் ஞானம் குறையத் தொடங்கிவிடுகிறது.

அரிதாக, சில கற்ற அறிஞர்கள் அவர்களுடைய ஏட்டுக் கல்வியையும் தாண்டி ஞானத்தையும் வளர்த்துக் கொள்கிறார்கள். அத்தகையோரே மகான்கள் ஆகிறார்கள்.

முறையான கல்வி சிலருக்கு மறைந்துபோன ஞானத்தைத் திரும்பவும் தோண்டி எடுத்து வாழ்க்கையை மேம்படுத்திக்கொள்ள உதவுகிறது. இதற்கு வேண்டியதும் தனிமனித சுதந்திரமே.

தான் விரும்பிய கல்வியைக் கற்காமல், பிறர் (அரசாங்கம், பெரும் நிறுவனங்கள், கல்வி நிறுவனங்கள், பெற்றோர்கள்) கட்டாயத்தின் பேரில் கற்கும் கல்வி பெரும்பாலும் ஏட்டுக் கல்வியாகவே ஆகிவிடுகிறது. தன்னுடைய வாழ்க்கைக்குத் தேவையான கல்வியை அவரவர் ஆர்வத்திற்கு ஏற்பக் கற்கும்பொழுது அது வாழ்க்கைக் கல்வியாக மாறிவிடுகிறது.

ஞானம் என்பது நமது தேவை என்ன என்பதை நமக்கு உணர்த்துகிறது. அறிவு என்பது அந்தத் தேவையை எப்படிப் பூர்த்தி செய்துகொள்ள வேண்டும் என்று வழிகாட்டுகிறது. இதற்கு ஓர் எடுத்துக்காட்டு சொல்கிறேன்.

பசி எடுத்தால் உணவு சாப்பிட வேண்டும் என்பதை ஞானம் உணர்த்துகிறது. என்ன உணவு சாப்பிட வேண்டும், எவ்வளவு சாப்பிட வேண்டும் என்பதையும் ஞானம் வெளிப்படுத்துகிறது.

இந்த உணர்வு அறிவுக்குறைவான விலங்குகளுக்கு[2] ஏற்பட்டால் அந்த விலங்குகளுக்குத் தேவையான உணவை அது சுத்தமான உணவா, அது நமக்குச் சொந்தமானதா என்றெல்லாம் பார்க்காமல் அதனுடைய இஷ்டத்துக்குச் சாப்பிடும்.

மனநிலை பாதிக்கப்பட்டவர்களும், சமுதாயத்தால் புறக்கணிக்கப்பட்ட பொருளாதாரத்தில் மிகவும் பின்தங்கிய மனிதர்களும் கிடைத்த உணவை அது அசுத்தமானதாக இருந்தாலும் சரி அதைச் சாப்பிட்டுவிடுகிறார்கள்.

இத்தகைய சூழ்நிலையில் உள்ள சிலர் சில சமயங்களில் திருடிச் சாப்பிடக்கூடிய நிலைக்குத் தள்ளப்படுகிறார்கள்.

இப்படிப்பட்ட மனிதர்களுக்கும், சரியான கல்வி பெற முடியாமல் போனவர்களுக்கும் அறிவு அதிகம் வேலை செய்வதில்லை.

ஆனால், எல்லோருக்கும் ஞானம் தொடர்ந்து வேலை செய்துகொண்டே இருக்கிறது. விலங்குகளாக இருந்தாலும் சரி, பித்தனாக இருந்தாலும் சரி, ஏழையாக இருந்தாலும் சரி, பணக்காரனாக இருந்தாலும் சரி, அறிஞர் பெருமக்களாக

---

2 - சில விலங்குகளுக்கு இயற்கையிலும் வேறு சில விலங்குகளுக்கு பயிற்சி அளிப்பதன் மூலமாகவும் கொஞ்சம் அறிவு உண்டு என்பது ஓர் அறிவியல் உண்மையாகும்.

இருந்தாலும் சரி - பசி எடுத்தால் சாப்பிட்டுத்தான் ஆகவேண்டும். தாகம் எடுத்தால் தண்ணீர் குடித்துத்தான் ஆகவேண்டும். தூக்கம், மலஜலம் கழித்தல், பாலியல் செயல்கள் ஆகிய அனைத்தும் இதில் அடங்கும்.

இவற்றை நாம் இயற்கையின் உந்துதல்கள் (Nature's Drives) என்று அழைக்கிறோம். இந்த உந்துதல்கள் அனைத்தும் இரண்டு முக்கியமான காரணங்களுக்கு அவசியம் தேவைப்படுகின்றன. உயிர் வாழ்தல் (Survival), இனப்பெருக்கம் (Reproduction) ஆகியவையே அந்த முக்கிய காரணங்கள் ஆகும்.

உயிரினங்கள் அனைத்துக்கும் தன்னைத் தானே காத்துக் கொள்வதும், தன் இனம் அழியாமல் இனப்பெருக்கம் செய்வதும் இன்றியமையாத செயல்கள் ஆகும்.

இச்செயல்களைச் செவ்வனே செய்ய நமது உடலின் உள்ளே நடக்கும் அத்தனை செயல்களும் நாம் அறியாமலேயே ஒரு வரையறைக்குள், ஒரு கட்டுப்பாட்டுடன் நடந்துகொண்டே இருக்கின்றன.

எடுத்துக்காட்டாக, நமது உடலில் தண்ணீர் தேவைக்கு மேல் இருந்தால், அதிகப்படியான தண்ணீர் சிறுநீராகவும், வியர்வையாகவும் வெளியேற்றப்படும். உடலில் தண்ணீரின் அளவு குறைவாக இருந்தால் தாகம் அதிகமாகி தண்ணீர் குடிக்கத் தோன்றும்; சிறுநீர், வியர்வை ஆகியவற்றின் வெளியேற்றம் குறைந்துவிடும்.

இப்படி உடலில் சர்க்கரையின் அளவு, உப்பின் அளவு போன்றவையும் ஒரு வரையறைக்குள் வைத்துக் கொள்ளப்படும். இது சீர்சமநிலை (homeostasis) என அறியப்படுகிறது.

சீர்சமநிலை இயக்கம் நாம் விரும்பினாலும் விரும்பா விட்டாலும் தொடர்ந்து நம்முள்ளே நடந்துகொண்டே இருக்கிறது. இது நமது அறிவுக்கு அப்பாற்பட்டு நடப்பதாகும்.

நமது அறிவு நம் உடலின் இயக்கங்களைக் கட்டுக்குள் வைத்திருக்கும். இந்த சீர்சம நிலையைப் பாதிக்காத வரைக்கும் நமது ஆரோக்கியமும் பாதிக்கப்படாது.

அப்படி என்றால் மனிதனுக்கு அறிவு தேவை இல்லையா? ஞானம் என்று நான் அழைக்கும் உள்ளுணர்வு மட்டுமே போதுமா?

இல்லை இல்லை... மனிதனுக்கு இரண்டுமே அவசியம்தான். இரண்டும் இரண்டு கண்கள் போல. இரண்டும் தராசுக்கு இரண்டு தட்டுக்கள் போல.

ஞானம் ஒரு காட்டாறு போல. இந்தக் காட்டாற்றைக் கட்டுப்படுத்தி நம் தேவைக்குத் தகுந்தபடி பயன்படுத்த வைப்பது அறிவு என்னும் அணைதான்.

ஞானம் இயற்கையாகவே உருவாவது, பிறப்பிலேயே உள்ளது. இதற்குக் கட்டுப்பாடு கிடையாது. இதனை மனநல பகுப்பாய்வு வல்லூநர், சிக்மண்ட் ஃபிராய்டு (Sigmund Freud) 'இத்' (Id) என்று அழைக்கிறார்.

அறிவு என்பது நாம் உருவாக்கிக்கொள்வது. கல்வி கற்கக் கற்க அறிவு ஊறும். அறிவு சமூகம் சார்ந்து, தொழில் சார்ந்து, சூழ்நிலைகளுக்குத் தக்கவாறு சட்டதிட்டங்களுக்கு உட்பட்டுச் செயல்படும். நல்லது எது, கெட்டது எது என எடுத்துச் சொல்லும். இதனை சிக்மண்ட் பிராய்டு 'ஈகோ' (Ego) என்று அழைக்கிறார்.

ஈகோ எனும் வார்த்தைக்கு அகங்காரம் என்ற ஒரு பொருளும் உண்டு.

அறிவைச் சரியான முறையில் பயன்படுத்தினால் அது நம்மை வழி நடத்தும். அறிவைத் தவறாகப் பயன்படுத்தினால் அது நம் வாழ்வைக் கெடுத்துவிடும்.

பின்வரும் அத்தியாயங்கள் எல்லாம் என் அறிவின் வெளிப்பாடுகளே. இவை எந்த அளவுக்கு உங்களை வழி நடத்தப்போகின்றன என்று எனக்குத் தெரியவில்லை. உங்கள் பயன்பாட்டைப் பொறுத்தே இது அமையும்.

இந்தக் கருத்துகள் உங்கள் அறிவுக்கு ஏற்புடையவையாக இருந்தால், இவற்றை உங்கள் ஞானத்தை செப்பனிடப் பயன்படுத்திக் கொள்ளுங்கள். இல்லையேல் மேலும் சரியான அறிவுசார்ந்த உங்கள் கருத்துகளைப் பகிருங்கள். அதன் மூலம் இந்த நூலின் நோக்கத்தை மேம்படுத்த உதவுங்கள்.

9
மனிதர்களின் தோற்றம்

மனிதர்கள் எங்கிருந்து தோன்றுகிறார்கள்? இந்தக் கேள்விக்கு அனைவரும் உடனே பதில் சொல்லிவிடுவார்கள். தாயின் கருப்பையிலிருந்துதான் மனிதர்கள் பிறக்கிறார்கள் என்பதே அந்த பதிலாக இருக்கும்.

அடுத்த கேள்வி... தாயின் கருப்பைக்கு அவர்கள் எங்கிருந்து வந்தார்கள்? உயிரியல் (Biology) படித்தவர்களுக்கு இதற்கான பதில் தெரியும். தாயின் சினைமுட்டையும் (Ovum) தந்தையின் விந்தணுவும் (Spermatozoan) இணையும்பொழுது கரு (Embryo) உருவாகி மனிதனாகிறது என்பதே அந்த பதில்.

சினைமுட்டையும் விந்தணுவும் எங்கிருந்து வருகின்றன? அவை முறையே சினைப்பைகள் (Ovaries), விதைகள் (Testes) ஆகியவற்றில் உருவாகின்றன.

சினைப்பைகளும், விதைகளும் எங்கிருந்து வருகின்றன? தாயும், தந்தையும் சிசுக்களாக வளரும்போது வெவ்வேறு திசுக்கள் ஒன்றிணைந்து வெவ்வேறு உறுப்புக்களை உண்டாக்குகின்றன. இவ்வுறுப்புகளில் சினைப்பைகளும் விதைகளும் அடங்கும்.

இந்தச் சுழற்சி எண்ணற்ற தலைமுறைகளாகத் தொடர்ந்து போய்க்கொண்டே இருக்கின்றது. உண்மையில் இன்று வாழ்ந்து கொண்டிருக்கும் ஒவ்வொரு மனிதனின் ஆரம்பமும் ஆதிகால முதல் மனிதனிலிருந்துதான் உருவானது.

மனிதனின் பரிணாம வளர்ச்சிப்படி[1] (Human Evolution) மனிதன் மனிதக் குரங்கு போன்ற ஒரு பாலூட்டி இனத்திலிருந்து உருவாகி இருக்கக்கூடும் என்று ஒரு கருத்து உண்டு.

1 – 'ON THE ORIGIN OF SPECIES BY MEANS OF NATURAL SELECTION' by Charles Darwin

இக்கருத்தின்படி மனிதனின் மரபணுக்கள் (Genes) பெரும்பாலும் பாலூட்டி இனத்திலிருந்து வந்ததாகும். மீன்கள் போன்ற நீர்வாழ் விலங்குகள் பல பரிணாம மாற்றங்களுக்கு உட்பட்டு பாலூட்டி விலங்குகளாக உருவெடுக்கின்றன என்பது பல அறிவியலாளரின் கூற்று.

பாக்டீரியாக்கள் போன்ற ஒரு செல் (Cell) உடைய நுண்ணுயிர்கள் கொஞ்சம் கொஞ்சமாக ஒன்றிணைந்து பல யுகங்களுக்குப் பிறகு பாசி போன்ற நீர்வாழ் நுண்ணுயிரிகளாகவும், மீன்கள் போன்ற விலங்குகளாகவும், பிறகு ஆமை, முதலை போன்ற நிலநீர் வாழ்வன (Amphibians) உயிரினங்களாகவும், ஊர்வனவாகவும், பறவைகளாகவும் அதன்பிறகு பாலூட்டி விலங்குகளாகவும், இறுதியாக மனித இனமாகவும் உருவெடுத்தது என்பதும் அறிவியல் கூற்றாகும்[2].

குர்ஆன், பைபிள் போன்ற வேத நூல்கள் சார்லஸ் டார்வின் கோட்பாட்டிற்கு எதிர்மறையான கருத்தை வலியுறுத்துகின்றன. மனித இனம் முழுவதும் ஆதாம், ஏவாள் எனும் இறைவனின் இரண்டு மனிதப் படைப்புகளிலிருந்து உருவானார்கள் என்று வேதங்கள் சொல்கின்றன.

ஆதாம் களிமண்ணிலிருந்து படைக்கப்பட்டார் என்றும், ஏவாள் ஆதாமின் விலா எலும்பிலிருந்து படைக்கப்பட்டார் என்றும் வேதங்கள் சொல்லுகின்றன.

வேதங்களின் கூற்றுப்படி மனிதன் மண்ணிலிருந்து உருவானவன். பரிணாம இயல் கற்றுத்தருவது மனிதன் நுண்ணுயிர்களின் கூட்டு என்று.

நுண்ணுயிர்களாகட்டும் மனித செல்களாகட்டும் அவற்றை வேதியியல் ரீதியாகப் பகுத்தாய்ந்து பார்த்தால் அவை அனைத்தும் தனிமங்களால் (Chemical Elements) ஆனவை என நன்கு புலப்படும்.

மனிதர்கள் பிறப்பது தாயின் கர்ப்பப்பையிலிருந்துதான் என்றாலும் ஆக்சிஜன், கார்பன், ஹைட்ரஜன், நைட்ரஜன், கால்சியம், ஃபாஸ்ஃபரஸ், பொட்டாசியம், சோடியம், குளோரின்,

---

2 - 'பூமியில் உள்ள அனைத்து உயிர்களும் சுமார் 3.5 பில்லியன் ஆண்டுகளுக்கு முன்பு வாழ்ந்த ஒற்றை செல் உயிரினத்திலிருந்து உருவாகியுள்ளன' என்று ஒரு புதிய ஆய்வு உறுதிப்படுத்துகிறது. நேஷனல் ஜியோகிராஃபி, மே 14, 2010.

மக்னீசியம், சல்பர், இரும்பு, அயோடின் போன்ற ஏறக்குறைய 25 தனிமங்கள்தான் அவர்களை உருவாக்குகின்றன.

வெவ்வேறு தனிமங்கள் வெவ்வேறு அளவுகளில் வெவ்வேறு கலவையில் புரதமாக, மாவுச் சத்தாக, கொழுப்பாக, நாராக (Fiber) உருவெடுத்து அவை மீண்டும் ஒன்றிணைந்து திசுக்களாகவும், உறுப்புகளாகவும் மாறி மனிதர்கள் உருவாகிறார்கள்.

தொடக்கத்தில் இந்தத் தனிமங்கள் ஏற்கெனவே உயிர் வாழும் உடம்பிலிருந்து சினைமுட்டையாகவும், விந்தணுவாகவும் உருவாகி அவை இரண்டும் ஒன்று சேர்ந்து ஒரு சிசுவாகி, அந்த சிசு வளர்ந்து, குழந்தையாகப் பிறந்து, மேலும் வளர்ந்து மனிதனாகிறது.

ஆகவே மனிதர்களின் தொடக்கம் மண்ணிலும் விண்ணிலும் உள்ள தனிமங்களிலிருந்துதான் ஆரம்பமாகிறது என்று விளங்குகிறது.

நமது கல்வி அறிவு இந்த உண்மைகளை நமக்கு உணர்த்தினாலும், நாம் புரிந்துகொள்ள முடியாத ஒரு விஷயம் என்னவென்றால், எந்தெந்தத் தனிமங்கள் எதோடு சேரவேண்டும் எவ்வளவு சேரவேண்டும் என்று யார் அல்லது எந்த சக்தி முடிவு செய்கிறது? உயிரோட்டத்தைக் கொடுப்பது எது என்பதுதான்.

பரிணாம வளர்ச்சியின்படி உலகில் தோன்றிய முதல் உயிர் ஒருசெல் நுண்ணியிர்தான் என்றாலும், அது உருவாகக் காரணமான தனிமங்கள் ஒன்று சேர்ந்து உயிர்பெற்றது எப்படி?

இதற்கு சக்தி, இயற்கை, கடவுள் என்று என்ன பெயர் வைத்தாலும் நம் அறிவுக்கு எட்டாத ஏதோ ஒன்று செயல்பட்டுக் கொண்டிருக்கிறது என்பது மட்டும் நன்கு விளங்குகிறது.

இப்பொழுது மனிதர்கள் யார் என்று பார்ப்போம். மனிதர்கள் உயிரூட்டப்பட்ட தனிமங்களின் கலவையே. இந்தக் கூற்று மிக எளிமையான கூற்றாக இருந்தாலும், இதுதான் மறுக்கமுடியாத உண்மை என்பது எனது கருத்து.

ஒரு தாவரம் அல்லது விலங்கு அல்லது மனிதன் ஏற்கெனவே உள்ள ஓர் உயிரிலிருந்து (Pre-existing Life) பெறப்பட்ட தனிமங்களுடன், உணவு, மூச்சு ஆகியவற்றிலிருந்து கிடைக்கும் தனிமங்களைக் கொண்டும் அடுத்த சந்ததியை உருவாக்கிக்கொள்கிறன.

இதே உயிர் இந்தத் தனிமங்களைக் கொண்டே தன்னுடைய வளர்ச்சியை ஏற்படுத்திக்கொள்கிறது; தேய்மானங்களையும், காயங்களையும் சீர்படுத்திக்கொள்கிறது. மனிதர்களின் பிறப்போடு அவர்களின் வளர்ச்சி (Growth), இருப்பு (Existence), சுய பாதுகாப்பு (Self preservation), இனப்பெருக்கம் (Reproduction) அனைத்தும் ஒன்று சேர்ந்தே வருகின்றன.

நமக்கு எந்தத் தனிமங்கள் தேவை, அவை எந்த உணவுகளில் இருக்கின்றன, அந்த உணவுகளை எவ்வளவு உண்ணவேண்டும் என்கின்ற விஷயங்கள் நமது அறிவுக்கு அப்பாற்பட்டவை; ஆனால் ஞானத்துக்கு உட்பட்டவை.

ஞானத்தையும், அறிவையும் சரியான விகிதத்தில், சரியான முறையில் பயன்படுத்தினால் நமது வாழ்க்கை சிறக்கும் என்பது எனது கருத்து.

10
சுய குணப்படுத்தும் சக்தி

*மு*ந்தைய அத்தியாயத்தில் மனிதர்கள் பிறக்கும்போதே தனிமங்களின் தொகுப்போடு உயிர் சக்தியையும் உள்ளடக்கியே பிறக்கிறார்கள் என்று பார்த்தோம்.

இது மனிதர்களுக்கு மட்டுமே உள்ள ஒரு சிறப்பு அம்சமல்ல. இது எல்லா உயிரினங்களுக்கும் பொதுவாக உள்ள ஒரு அம்சம்தான்.

புல், செடி, கொடி, மரம் போன்ற நிற்பனவும், வண்டு, பட்டாம்பூச்சி, பறவைகள் போன்ற பறப்பனவும், பாம்பு, பல்லி போன்ற ஊர்வனவும், ஆடு, மாடு, சிங்கம், புலி, மனிதன் போன்ற நடப்பனவும் உயிர்ச் சக்தியோடு பிறந்தவைதாம்.

இந்த உயிரினங்கள் அனைத்திற்கும் ஒரு முக்கியமான பொது அம்சம் இருக்கிறது. அதுதான் *சுய குணப்படுத்தும் சக்தி* (Self Healing Power).

இந்த ஒரு சக்தி இருப்பதனால்தான் உயிரினங்கள் தொடர்ந்து இந்த பூவுலகில் இருக்க முடிகிறது, வாழ முடிகிறது.

இந்த உயிரினங்கள் மனித அறிவின் கட்டுப்பாட்டுக்குள் இல்லாதவரைக்கும் அவை சுயமாக, சுதந்திரமாகப் பிறக்கின்றன, வளர்கின்றன, இனப்பெருக்கம் செய்கின்றன, இறக்கின்றன. இவற்றின் வாழ்க்கைச் சக்கரங்கள் சுழன்றுகொண்டே இருக்கின்றன.

காட்டு மரங்களும் (Wild Plants), வனவிலங்குகளும் (Wild Animals) மனிதர்களின் குறுக்கீடு இல்லாமல் வாழும்பொழுது

அவை பலமுடையதாகவும், பிரச்னைகளை எளிதில் எதிர்கொண்டு வெல்லக்கூடியதாகவும் இருக்கின்றன.

காட்டு மரங்கள் இரசாயன உரங்கள் இல்லாமல், பூச்சிக்கொல்லி மருந்துகள் இல்லாமல் எவ்வளவு நேர்த்தியாக வளர்கின்றன! மண்புழு, பூச்சிகள், நுண்ணியிரிகள் போன்றவற்றின் உதவியுடன் பூமியிலிருந்து தனக்கு வேண்டிய மூலப் பொருள்களையும், நீரையும் உறிஞ்சிக்கொண்டு சூரிய ஒளியின் துணையோடு தமக்கு வேண்டிய உணவைத் தயார் செய்துகொள்கின்றன.

அப்படித் தயார் செய்த உணவைக் காயாகவும், கனியாகவும் மாற்றி மற்ற விலங்குகளும், பறவைகளும், ஏன் மனிதர்களுக்கும்கூட உண்ண வழங்குகின்றன.

வனவிலங்குகளும் இயற்கையில் கிடைக்கும் உணவை, அதாவது மரம், செடி, கொடிகளிலிருந்து கிடைக்கும் இலை, காய், கனி ஆகியவற்றையும் மற்ற விலங்குகளை வேட்டையாடியும் சாப்பிடுகின்றன.

இவை உணவைச் சமைத்துச் சாப்பிடுவதோ, பதப்படுத்திச் சாப்பிடுவதோ, செயற்கையாகச் சுவையூட்டி (சர்க்கரை, உப்பு ஆகியவற்றைக் கொண்டு) சாப்பிடுவதோ கிடையாது.

ஆனால் வனவிலங்குகளின் பலம் நாம் வீட்டில் வளர்க்கும் செல்லப் பிராணிகளுக்கு இல்லை.

காடும், வன விலங்குகளும் இயற்கையோடு இயைந்து சிறப்பாக வாழ்வதுபோல மனிதனும் இயற்கையோடு இயைந்து வாழ்ந்தால் அவன் வாழ்வும் சிறப்பாக இருக்கும்.

நாம் தோட்டத்தில் வளர்க்கும் மரங்களுக்கு பூச்சிவெட்டு போன்ற நோய்கள் வரும்பொழுது பூச்சிக்கொல்லி மருந்துகளும், இதர இரசாயன மருந்துகளும் போட்டு அவற்றைக் குணப்படுத்த முயல்கிறோம்.

ஆனால், காட்டில் இயற்கையான சூழ்நிலையில் வளரும் மரங்கள் தமக்கு ஏற்படும் நோய்களைத் தம்முடைய சுய குணப்படுத்தும் சக்தியைக்கொண்டே குணப்படுத்திக் கொள்கின்றன. அதுமட்டுமல்லாது இத்தகைய மரங்கள்

தம்முடைய பட்டைகளை பூச்சிகள் அரித்து உண்ண அனுமதிக்கின்றன. மரங்கொத்திப் பறவைகள் தம்முடைய உடம்பைக் கொத்திக்கொத்தி ஓட்டையிட்டுத் தின்ன விருந்து படைக்கின்றன.

தம்முடைய கிளைகளில் கூடுகட்டிப் பறவைகள் குடிவாழவும், பொந்துகளில் பறவைகளும் பாம்புகளும் வாழவும் உதவுகின்றன.

மரங்கள் பிற உயிர்களுக்கும், பிற உயிரினங்கள் மரங்களுக்கும் ஒருவருக்கு ஒருவர் உதவி செய்துகொண்டு வாழ்கின்றன.

கறையான் போன்ற பூச்சிகள் மரங்களை அரித்து உண்ணுகின்றன. ஆனால், இப்பூச்சிகளைப் பறவைகள் கொத்தித் தின்று மரங்கள் அழிந்துவிடாமல் காக்கின்றன.

இவ்வாறாக, மரங்களின் ஆரோக்கியம் அவற்றின் சுய குணப்படுத்தும் சக்தியைக் கொண்டும், பிற உயிரினங்களின் உதவியைக் கொண்டும் காக்கப்படுகிறது[1].

வனவிலங்குகளும், சாலையில் சுற்றித்திரியும் மிருகங்களும் காயம் ஏற்பட்டால் அவை எங்கு போய் மருந்து போட்டுக்கொள்கின்றன அல்லது கட்டுப் போட்டுக் கொள்கின்றன?

காயம் உள்ள பகுதிகளில் அரிப்பு, எரிச்சல், வலி என்று ஏதாவது உணர்வு ஏற்படும்போது அவை நாக்கினால் காயத்தை நக்கி அந்த உணர்வைப் போக்க முயல்கின்றன. நாக்கில் உள்ள எச்சில், புண்ணில் உள்ள நோய் உருவாக்கும் நுண்கிருமிகளை அழித்து புண்ணைக் குணப்படுத்திவிடுகின்றன.

இவ்வாறாகப் பெரும்பாலான நோய்களைத் தாவரங்களும், விலங்குகளும் தன்னுடைய சொந்த சக்தியைக் கொண்டே குணப்படுத்திக் கொள்கின்றன.

புயல், வெள்ளம், சுனாமி, பூகம்பம், எரிமலை வெடிப்பு போன்ற பேரிடர்கள் உயிரினங்களை அழிக்க வல்லவை. இத்தகைய பேரிடர்களின் பாதிப்பையும் தாண்டி உயிர் வாழும் உயிரினங்கள் பலம் அதிகம் பெறுகின்றன; பலமான அடுத்த தலைமுறைகளையும் உருவாக்குகின்றன.

1– மரங்களை மனிதன் மட்டும்தான் வெட்டி அழிக்கின்றான்.

மனிதர்கள் அறிவியலின் துணை கொண்டு சுகாதாரம், மருத்துவம், அறுவைசிகிச்சை ஆகியவற்றில் முன்னேறி மேலே போய்க்கொண்டே இருக்கிறார்கள். இத்தகைய அறிவியல் வளர்ச்சி மனிதர்களை நீண்ட காலம் வாழ வைக்கிறது. அவர்களுடைய வாழ்க்கையையும் எளிமை ஆக்குகிறது.[2]

ஆனால், இந்த வளர்ச்சி மனிதர்களின் தன்னைத் தானே நம்பி இருக்கும் சூழ்நிலையை மாற்றி தன்னுடைய குணப்படுத்திக் கொள்ளும் சக்தியைக் குறைத்துவிடுகிறது அல்லது கெடுத்து விடுகிறது.

விளைவு... அவர்கள் மருத்துவர்களை நம்பி வாழ வேண்டி இருக்கிறது. மருத்துவத்திற்காக தான் ஈட்டும் பொருளில் பெரும் பகுதியைச் செலவு செய்ய வேண்டி இருக்கிறது.

மருத்துவப் பரிசோதனைகளாலும், மருந்துகளாலும், அறுவை சிகிச்சைகளாலும் பல சமயங்களில் பக்க விளைவுகளால் நோயாளிகள் மேலும் சிரமப்படவேண்டிய சூழ்நிலையும் ஏற்படுகிறது.[3]

பெரும்பாலான மருத்துவர்கள் பெரும்பாலான நோய்களுக்கு மருந்துகளைத் தொடர்ந்து சாப்பிடச் சொல்லி வலியுறுத்துகிறார்கள்.

மருந்துகளைத் தொடர்ந்து சாப்பிடுவதால் ஏற்படும் பக்க விளைவுகளைத் தவிர்ப்பதற்கு அல்லது குறைப்பதற்கு என்று மேலும் புதுப்புது மருந்துகளைச் சேர்க்க வேண்டி இருக்கிறது.

இவை எல்லாம் சேர்ந்து நோயாளியின் உடல் நிலையை மேலும் பாதிப்பதோடு, மன நலத்தையும் சேர்த்துப் பாதிக்கிறது.

சாலையோரங்களில் வசிக்கும் நாடோடி மக்கள், குக்கிராமங்களில் வசிக்கும் மக்கள், வயலில் இறங்கி வேலை செய்யும் விவசாயிகள், கடைநிலை ஊழியர்கள் போன்றோர் மருத்துவத்தை அதிகம் நாடாத காரணத்தால் அவர்கள் பாதிப்புகளிலிருந்து தப்பிவிடுகிறார்கள்.

2– உண்மையில் இது எளிமை ஆக்குகிறதா அல்லது கடினமானதாகவும் குழப்பமானதாகவும் ஆக்குகிறதா என்பது விவாதத்துக்குரியதாகும்.

3– கதிர்வீச்சு (x-ray), இரத்தத்தில் மை (dye) செலுத்தி செய்யப்படும் பரிசோதனைகள் போன்றவை.

வாசகர்கள் எனது இந்தக் கருத்துகள் மூலம் நான் அறிவியலையும், மருத்துவத்தையும் குறைத்து மதிப்பிடுவதாகத் தயவுசெய்து கருத வேண்டாம்.

அறிவியலும், மருத்துவமும் மனிதனால் மனிதனுக்காக உருவாக்கப்பட்ட மிகச்சிறந்த பலன்கொடுக்கும் கண்டுபிடிப்புகளாகும்.

இவற்றைத் தேவையானவர்களுக்குத் தேவைப்படும்போது மட்டும் பயன்படுத்தும்போது இதன் சிறப்பு பலமடங்கு பெருகுகிறது.

உயிர் பிரியும் நிலையில் உள்ள இதய நோயாளி இதய அறுவை சிகிச்சைக்குப்பின் உயிர்பெற வைப்பது[4] அறிவியலும் மருத்துவர்களுமே. பிறக்கும் பொழுது மூச்சுவிட மறந்த குழந்தைகளின் மூச்சை வரவழைத்து உயிரைக் கொண்டு வருவதும் அறிவியலும், மருத்துவர்களுமே.

சாலை விபத்தில் துண்டான கால்களை ஒட்ட வைத்து அந்த மனிதனை மீண்டும் நடக்க வைப்பதும் அறிவியலும், மருத்துவர்களுமே.

அறிவியல், மனிதனைத் தான் சார்ந்திருக்கும் மிருக இனத்திலிருந்து பிரித்து ஓர் உயர்ந்த இடத்தில் வைக்கிறது.

அறிவியல் மூலமாக மனிதன் தன்னைப்பற்றி அறிந்து கொள்ளலாம். ஆனால் அறிவு மூலமாக நாம் அனைத்தையும் தெரிந்து கொண்டோம் என்ற முடிவுக்கு வரக்கூடாது. மீண்டும் நினைவுறுத்துகிறேன் நாம் கற்றிருப்பது கை அளவுதான்.

நம்முடைய ஞானத்தைப் புறக்கணித்துவிட்டு அறிவுக்கு மட்டும் முக்கியத்துவம் கொடுத்து நாம் வாழ்ந்தால் பெரும்பாலும் நாம் கோழைகள் ஆகிவிடுவோம். ஞானத்தை வழிகாட்டியாகக் கொண்டு வாழ்பவன் வீரனாகிறான்.

4- இதற்கு நானே ஒரு எடுத்துக்காட்டு. ஒரு சிறந்த மருத்துவக் குழுவின் முயற்சியால் இதய அறுவை சிகிச்சைக்குப் பின் இன்று நான் உயிர் வாழ்ந்துகொண்டிருக்கிறேன். பல நோயாளிகளுக்குச் சிகிச்சை அளிக்கிறேன். இந்தப் புத்தகத்தை எழுதுகிறேன். இதற்குக் காரணமான மருத்துவர்கள், செவிலியர்கள், மருத்துவப் பணியாளர்கள் அனைவருக்கும் எனது இதயம் கனிந்த நன்றிகளை உரித்தாக்குகிறேன்.

மருத்துவம் மனிதர்கள் தம்மைத்தாமே குணப்படுத்திக் கொள்ளும் சக்தியை இழந்து விடும்போது அவர்களுக்கு உதவிக்கு வரவேண்டும்.

மனிதர்களுக்கு சுயமாக குணப்படுத்தும் சக்தி இருக்கும் பொழுது அவர்களுக்கு மருத்துவம் தேவையில்லை.

இங்கு ஒரு குட்டிக் கதை சொல்லுகிறேன்.

ராஜு ஒரு நல்ல வேலையில் இருந்து நன்றாகச் சம்பாதிக்கிறான். தன்னுடைய தேவைகளையும், தன்னுடைய குடும்பத்தார் தேவைகளையும் அவனுடைய வருமானத்தைக் கொண்டு திறம்பட சமாளிக்கிறான். மிஞ்சும் பணத்தைச் சேமித்து வருகிறான்.

இந்தச் சூழ்நிலையில் அவன் வேலை பார்த்து வரும் நிறுவனம் திவாலாகி மூடப்படுகிறது. அவனுடைய வேலையும் போகிறது.

அதேநேரத்தில், ராஜுவின் மகன் கல்லூரிக்குச் செல்ல வேண்டியிருக்கிறது. அதற்குப் பெரும் தொகையைக் கட்டணமாகக் கட்டவேண்டும். அவன் சேமிப்பு அன்றாடச் செலவுகளுக்கே போய்விடுகிறது.

இந்தச் சூழ்நிலையில் அவனுக்கு உதவி தேவைப்படுகிறது. மனைவியின் நகைகளையோ, வீட்டுப் பத்திரத்தையோ அடமானம் வைத்து அவன் கடன் வாங்கவேண்டியிருக்கிறது. கடனைத் திருப்பிக் கொடுத்துத் தன் பொருளை மீட்டு எடுக்கும் வரை வட்டி கொடுக்க வேண்டியிருக்கிறது.

இக்கதையில் முற்பகுதியில் வரும் ராஜு ஒரு ஆரோக்கியமான மனிதனைப்போல. எப்படி ராஜு தன்னுடைய குடும்பப் பிரச்னைகளைத் தன்னுடைய வருமானத்தைக் கொண்டே சமாளித்துக்கொள்கிறானோ அதேபோல ஒரு ஆரோக்கியமான மனிதன் தனக்கு ஏற்படும் சிறு சிறு நோய்களைத் தன்னுடைய சுய குணப்படுத்தும் சக்தியைக் கொண்டு குணப்படுத்திக்கொள்கிறான். அவனுக்கு மருத்துவம் தேவைப்படுவதில்லை.

அதே மனிதன் ஒரு சாலை விபத்தில் அடிபட்டுச் சாகும் நிலையில் இருக்கிறான். அல்லது அவனது இதயத்தில் இரத்தக் குழாய் அடைபட்டு மூர்ச்சையாகிவிட்டான். அல்லது

அவனது மூளையில் இரத்தக் கசிவு ஏற்பட்டுப் பக்கவாதத்தால் பாதிக்கப்பட்டுள்ளான்.

இத்தகைய சூழ்நிலைகளில் அவனுக்குச் சுய குணப்படுத்தும் சக்தி மட்டுமே போதாது. அவனுக்கு மருத்துவமோ, அறுவை சிகிச்சையோ, உடல் இயக்க மருத்துவமோ (Physiotherapy) அவசியம் தேவைப்படுகிறது.

இவை யாவும் கடன் வாங்குவதற்கு ஒப்பாகும். மருத்துவத்திற்குச் செய்யும் செலவுகளும், மருத்துவத்தால் ஏற்படும் பின்விளைவுகளும் வட்டிக்கு ஒப்பாகும்.

இன்னொரு குட்டிக் கதை.

ராஜு போலவே சேது நல்ல வேலையிலிருந்து நன்றாகச் சம்பாதிக்கிறான். அவனுக்கு வங்கிகள் கடன்கொடுக்கத் தானாக முன்வருகின்றன. அவன் கடனைப் பெற்றுக்கொண்டு முக்கியத் தேவைகளையும் தாண்டி மிகவும் ஆடம்பரமாகச் செலவு செய்கிறான். வருமானத்திற்கு மேலே செலவுகள் செய்வதால் கடனும் அதனுடன் வட்டியும் சேர்ந்து கடனிலேயே மூழ்கிவிடுகிறான்.

சேதுவின் நிலைதான் சிறு சிறு நோய்களுக்கும் மருத்துவத்தை நாடும் மனிதர்களுக்கும் ஏற்படுகிறது. இத்தகைய மருத்துவமே இவர்களுடைய நோய்களின் தாக்கத்தை அதிகப்படுத்துகிறது அல்லது மருத்துவம் சார்ந்த புது நோய்களை (latrogenic Diseases) உருவாக்குகிறது.

ஆகவே சிறு சிறு நோய்களுக்கு மருத்துவம் தேவையற்றது. அத்தகைய சூழ்நிலைகளில் சுய குணப்படுத்தும் சக்தியிடம் விட்டுவிட்டால் மருந்துகள் சார்ந்த புது நோய்களைத் (Iatrogenic Diseases) தவிர்த்து நாம் சுகமாக வாழமுடியும்.

11

நோயின் காரணங்கள்

நோய்களைக் குறுகியகால நோய்கள் (Acute Diseases) நீண்டகால நோய்கள் (Chronic Diseases) எனப் பொதுவாக இரண்டு வகைகளாகப் பிரிக்கலாம்.

குறுகியகால நோய்கள் திடீர் என ஆரம்பிக்கும். அதனுடைய தாக்கம் அதிகமாக இருக்கும். குறுகியகாலம் மட்டுமே இருந்து உடனே குணமாகிவிடும். அல்லது அது மரணத்தில் போய் முடியும். இத்தகைய நோய்கள் பெரும்பாலும் தொற்று நோய்களாக (Infectious Diseases) இருக்கும்.

சின்னம்மை, கக்குவான் இருமல், டைபாய்டு, சீதபேதி, ஜலதோஷம், பன்றிக் காய்ச்சல், கோவிட் 19 போன்றவை குறுகிய கால நோய்களாகும். இவை பாக்டீரியா, வைரஸ் போன்ற நுண்ணுயிரிகளால் உண்டாகின்றன.

நல்ல எதிர்ப்பு சக்தி இருப்பவர்களுக்கு குறுகியகால நோய்கள் சில நாள்களோ அல்லது சில வாரங்களோ இருந்துவிட்டு பெரும்பாலும் தானே குணமாகிவிடும். இவர்களுக்கு வைத்தியம் தேவைப்படுவதில்லை.

ஆனால், நடைமுறையில் பெரும்பாலானோர் மருத்துவர்களிடம் சென்று வைத்தியம் செய்துகொள்கிறார்கள். இதற்குக் காரணம் வேதனையைத் தாங்க முடியாததும், மரணபயமும், மரணம் ஏற்படக்கூடிய அபாயம் இருப்பதும் ஆகும்.

தொற்றுநோய் தவிர வேறு சில காரணங்களாலும் குறுகிய கால நோய்கள் உருவாகலாம். ஏற்கெனவே ஆரோக்கியமாக இருப்பவர்களுக்குக் காயங்கள் (Injuries) ஏற்பட்டால் அவையும்

சில நாள்களிலிருந்து சில மாதங்களில் குணமாகிவிடும். தீக்காயங்கள், நச்சுப் பொருள்களாலும் (Poisons) நச்சு உணவாலும் (Food Poison) ஏற்படும் நோய்கள், விஷக்கடிகள் ஆகியவை இதில் அடங்கும்.

ஆனால் எதிர்ப்புச் சக்தி குறைவாக இருப்பவர்களுக்கு இத்தகைய நோய்கள் ஆபத்தை விளைவிக்கும். இவர்கள் மருத்துவம் செய்துகொள்ளவில்லை என்றால் மரணம்கூட ஏற்படலாம்.

நீண்ட கால நோய்கள் மெதுவாக ஆரம்பித்துக் கொஞ்சம் கொஞ்சமாக அதிகமாகி வருடக் கணக்கில் இருந்து கடைசியில் மரணத்தில் போய் முடியும்.

இத்தகைய நோய்களும் நுண்ணுயிரிகளால் ஏற்படலாம். காசநோய் (Tuberculosis or T.B.), தொழுநோய் (Leprosy), மேகநோய் (Syphilis) போன்ற பால்வினை நோய்கள் இதற்கு எடுத்துக்காட்டுகள் ஆகும்.

பிறப்புக் குறைபாடுகள் (Congenital Defects), பரம்பரை (Hereditary Diseases) அல்லது மரபணு நோய்கள் (Genetical Diseases), வாழ்க்கைமுறைத் தவறுகளால் ஏற்படும் நோய்கள் (Life Style Disorders) ஆகியவையே பெரும்பாலும் நீண்ட கால நோய்களுக்குக் காரணங்கள் ஆகின்றன.

நீண்ட கால நோய்களுக்கு எந்த ஒரு மருத்துவமும் முழுமையான குணம் தருவதில்லை.

வாழ்க்கைமுறையில் தவறுகள் இருப்பின் அவற்றைத் திருத்திக்கொள்வதும், நோய்களைப் பற்றியும், மரணத்தைப் பற்றியும் பயப்படாமல் இருப்பதும், மகிழ்ச்சியாக வாழ்வதும், தேவையற்ற மருந்துகளை உட்கொள்வதைத் தவிர்ப்பதும் நீண்ட கால நோய்களைக் கட்டுக்குள் வைத்திருக்க உதவும்.

நோய்க்குறிகள் (Symptoms) அதிக வேதனை கொடுக்கும் பொழுது மட்டும் பக்க விளைவுகள் அதிகம் இல்லாத மருந்துகளை ஒரு மருத்துவரின் ஆலோசனைப்படி குறைவான அளவில் குறிப்பிட்டக் காலத்துக்கு மட்டும் சாப்பிடலாம்.

குறுகியகால நோய்கள், நீண்டகால நோய்கள் ஆகியவை தவிர, மூன்றாவது பிரிவு ஒன்றும் உள்ளது.

இது நீண்ட கால நோய்களில் ஏற்படும் குறுகிய காலத் தாக்கங்கள் (Acute Exacerbation of Chronic Diseases) ஆகும்.

ஆஸ்த்மா (Asthma) நோய் ஒரு நீண்டகால நோயாகும். பெரும்பாலான ஆஸ்த்மா நோயாளிகளுக்கு மூச்சுத்திணறல் (Dyspnoea) தொடர்ந்து இருப்பதில்லை. குறுகிய காலமே இருக்கும். பிறகு மருத்துவத்தினாலோ, மருத்துவம் இல்லாமலோ சரியாகிவிடும். சிறிது காலம் கழித்து மீண்டும் வரும். இது நீண்ட கால நோய்களில் ஏற்படும் குறுகியகாலத் தாக்கங்கள் வகைக்கு ஒரு நல்ல எடுத்துக்காட்டாகும்.

அடிக்கடி வரும் நெஞ்சு வலி (Angina Pectoris), பெண்களுக்கு மாதவிடாய் காலங்களில் ஏற்படும் தொல்லைகள் ஆகியவையும் இந்த வகையைச் சார்ந்தவையே.

நோய்களை உருவாக்கக்கூடிய காரணங்களை அடிப்படை யாகக் கொண்டு அவற்றை வேறுவிதமாகவும் பிரிக்கலாம். இயற்கை நோய்கள் (Natural Diseases), செயற்கை நோய்கள் (Artificial or Unnatural diseases) என்பனவே அவை.

நீரிழிவு நோய் (Diabetes Mellitus) என்பது பெரும்பாலும் பரம்பரை நோயாகும். இவ்வகையில் நீரிழிவு நோய் ஓர் இயற்கை நோயாகும்.

மிகக்குறைந்த அளவில் நீரிழிவு நோய் செயற்கை நோயாகவும் வரலாம். சில மருந்துகள், குறிப்பாக கார்டிகோஸ்டெராய்டு (Corticosteroid) மருந்துகள் அதிக அளவிலோ, அதிக நாள்களோ சாப்பிட்டால் நீரிழிவு நோயை உண்டாக்கக்கூடிய மரபணுக்கள் (Genes) உடம்பில் இல்லாவிட்டாலும், இந்த நோய் செயற்கையாக உருவாக வாய்ப்பு இருக்கிறது.

இதேபோல் ஆரோக்கியமான ஒரு மனிதன் தொடர்ந்து அதிக மன அழுத்தத்துடன் வாழ்ந்துவந்தால் அவனுக்கு இரத்த அழுத்த நோயோ, இதய நோயோ, நீரிழிவு நோயோ, மனச்சோர்வோ (Depression) ஏற்படலாம்.

தேவையற்ற மருந்துகளைச் சாப்பிடுவதைத் தவிர்ப்பதும், மன அழுத்தம் இன்றி வாழக் கற்றுக்கொள்வதும், உடல் உழைப்பு அல்லது உடற்பயிற்சி தொடர்ந்து செய்வதும் செயற்கை நோய்கள் வருவதைத் தடுக்கும். இத்தகைய வாழ்க்கை முறை இயற்கை நோய்களையும் மோசமாகாமல் தடுக்கும்.

நோய்களின் காரணங்களைப் பகுத்து ஆராய்ந்து உட்புற அல்லது உள்ளார்ந்த காரணங்கள் (Intrinsic Causes) என்றும் வெளிப்புற காரணங்கள் (Extrinsic Causes) என்றும் இரண்டு பிரிவுகளாகப் பிரிக்கலாம்.

உட்புறக் காரணங்கள் என்பன நமக்கு உள்ளேயே உள்ள காரணங்களாகும். வெளிப்புறக் காரணங்கள் வெளியிலிருந்து வருபவை.

பிறப்பிலேயே வரும் நோய்கள், மரபணுக் குறைபாடுகளினால் ஏற்படும் நோய்கள் ஆகியவை உட்புறக் காரணங்களால் ஏற்படக்கூடியவை.

தொற்று நோய்கள் (Infectious Diseases), உணவுக் குறைபாடுகளினால் ஏற்படும் நோய்கள் (Deficiency Diseases), போதைப் பழக்கங்களால் ஏற்படும் நோய்கள் (Addictions), மருந்துகளால் ஏற்படும் விளைவுகள் மற்றும் பக்க விளைவுகள் (latrogenic Diseases), விபத்துக்களால் ஏற்படும் நோய்கள் (Accidental Diseases), தொழில் தொடர்பான நோய்கள் (Occupational Diseases) ஆகியவை வெளிப்புறக் காரணங்களால் உண்டாகுபவை.

இதுவரை நான் நோய்களுக்கான காரணங்கள் என்று குறிப்பிட்டவையும், இதன் அடிப்படையில் நோய்களை வகைப்படுத்திப் பிரித்ததும் ஒரு மேம்போக்கான பார்வைதான்.

ஆழமாகப் பார்த்தால், இப்படி வகைப்படுத்துதல் தவறு என்று புரியும். அது ஏன் என்பதை அடுத்த அத்தியாயத்தில் பார்ப்போம்.

12

நோய் ஒன்றே

மனிதர்களை அவர்கள் செய்யும் தொழிலைக் கொண்டு இவர்கள் விவசாயிகள், இவர்கள் மருத்துவர்கள், இவர்கள் பொறியாளர்கள், இவர்கள் வழக்கறிஞர்கள், இவர்கள் வணிகர்கள் என்று பலவாறாகப் பிரிக்கிறோம்.

அதேபோல் அவர்களின் இனம், மொழி, மதம், நாடு ஆகியவற்றைக் கொண்டும் பிரிக்கிறோம். இப்படி வகைப் படுத்துதல் ஒவ்வொரு பிரிவிலும் உள்ள மனிதர்களைப் பற்றி அவர்கள் சார்ந்துள்ள பிரிவின் அடிப்படையில் புரிந்து கொள்ளத்தானே தவிர வேறு காரணம் ஏதும் இல்லை.

ஒரு மனிதன், ஒரே சமயத்தில் ஒன்றுக்கு மேற்பட்ட பிரிவுகளில் இருக்கலாம். எடுத்துக்காட்டாக, ஒரு விவசாயி மருத்துவராகவும் இருக்க முடியும். ஒரு ஆசிரியை வணிகராகவும் இருக்க முடியும்.

மனிதர்கள் வழக்கறிஞர்களாகவும், தமிழர்களாகவும், முஸ்லிம்களாகவும், இந்தியர்களாகவும் இருக்கமுடியும். இவை அத்தனையும் அவர்கள் அவ்வப்போது அணியும் முக மூடிகள்தானே ஒழிய உண்மையான 'அவனோ, அவளோ' அல்ல.

மனிதர்கள் தங்களுடைய குணங்களையும் ஆளுக்குத் தகுந்தபடி, சூழ்நிலைகளுக்குத் தகுந்தபடி மாற்றிக்கொள்ளக் கூடியவர்கள். தங்களுடைய குணங்களையும் முகமூடிகளாகப் பயன்படுத்திக்கொள்கிறார்கள்.

ஒரு மனிதன் அணியும் முகமூடிகள், ஆடைகள், தொப்பிகள் அனைத்தையும் கழற்றிப் பார்த்தால்தான் அந்த உண்மையான 'அவன்' தெரிவான் அல்லது 'அவள்' தெரிவாள்.

மனிதர்களை வெவ்வேறு வகைகளாகப் பிரித்தாலும் கடைசியில் அனைத்து மனிதர்களும் ஒன்றுதான். மனிதகுலம் என்பது ஒன்றுதான்.

முந்தைய ஓர் அத்தியாயத்தில் நாம் எப்படி மனிதர்கள் அனைவரும் தனித்தன்மையுடன் இருக்கிறார்கள் என்று பார்த்தோம். இப்பொழுது அனைத்து மனிதர்களும் ஒன்றுதான் என்கிறேன். இது முரண்பாடு அல்லவா? ஆனால், ஆங்கிலத்தில் ஒரு கூற்று உண்டு. "Unity in Diversity" என்று சொல்வார்கள். இதற்கு "வேற்றுமையில் ஒற்றுமை" என்று பொருள்.

மனிதர்கள் அவர்கள் சார்ந்திருக்கும் சமூகம், இனம், மதம், தொழில் போன்றவற்றால் மனிதன் எனும் பொதுவான நிலையைத் தாண்டிச் சில தனித்தன்மைகளைப் பெறுகிறார்கள்.

மனிதர்களின் தோற்றம் எனும் அத்தியாயத்தில் மனிதர்கள் தனிமங்களால் ஆனவர்கள் என்று பார்த்தோம். இது எல்லா மனிதர்களுக்கும் பொது.

ஆனால், பல்லாயிரம் ஆண்டுகளாக மனிதர்களின் மரபணுக்கள் அவர்கள் வாழ்ந்த காலத்திலுள்ள நாகரிகத்திற்கு ஏற்ப, அவர்கள் வாழ்ந்த தட்பவெட்பச் சூழ்நிலைக்கு ஏற்ப மாறிக்கொண்டே வந்து, ஒவ்வொரு பரம்பரையிலும் அந்த மரபணுக்கள் மாறி மாறி இப்போது நம்மிடையே தனித்தன்மைகளை உண்டாக்கி இருக்கிறது.

மனிதகுலம் ஒன்றேதான். ஆனால் மனிதகுலத்தின் தன்மைகள் ஒவ்வொரு மனிதனிடமும் வெவ்வேறாக வெளிக்காட்டப்படுகிறது.

எப்படி மனிதகுலம் ஒன்றாக இருந்தாலும் ஒவ்வொரு மனிதனின் உடலமைப்பு, வெளித்தோற்றம், குணங்கள் ஆகியவை மனிதனுக்கு மனிதன் மாறுபடுகின்றனவோ அதேபோல நோய்கள் அனைத்தும் ஒன்றுதான், ஆனால் நோய்களின் வெளிப்பாடுகள்தான் (Manifestations) மனிதனுக்கு மனிதன் வேறுபடுகின்றன.

ஆரோக்கியம் என்பது ஒன்றுதான். ஆரோக்கியத்திற்கு எதிர்ப்பதமான நோயும் ஒன்றுதான்.

மனிதன் ஒன்றுதான். ஆனால் அவன் பிறந்த இனத்தைப் பொறுத்து, அவன் சார்ந்த மார்க்கத்தைப் பொறுத்து, அவன் செய்யும் தொழிலைப் பொறுத்து அவன் ஒரு தமிழன் என்று, ஒரு கிறிஸ்துவன் என்று, ஒரு வழக்கறிஞன் என்று அறியப்படுகிறான்.

அவன் வாழும் ஊரில், அவன் சார்ந்த இனத்தில், அவன் செய்யும் தொழிலைத் தாண்டி அவனைத் தனிப்பட்ட முறையில் அடையாளப்படுத்த வேண்டும். அதற்காக அவன் பெயரிடப்பட (labelling) வேண்டும். ஆனால், அந்தப் பெயர் 'அவனோ அல்லது அவளோ' அல்ல.

நோய்களும் அவை வெளிப்படுத்தும் நோய்க்குறிகளைக் கொண்டு தனித்தனி பெயரிட்டு (Diagnosis) அழைக்கப்பட்டாலும் நோய் என்பது ஒன்றே.

இங்கு நான் பொதுவாக அறியப்படும் கருத்துக்களிலிருந்து மாறுபட்டு எனது அறிவுக்கு உட்பட்ட ஒரு மாற்றுக் கருத்தைச் சொல்ல விரும்புகிறேன்.

என்னுடைய இந்தக் கருத்தைத் தெளிவுபடுத்துவதற்காக நான் மீண்டும் மேலே சொன்ன கருத்துக்களைத் தர்க்க (Logic) ரீதியாக வலியுறுத்த வேண்டியிருக்கிறது.

மனிதகுலம் ஒன்று... மனிதகுலத்தின் ஆரோக்கியம் ஒன்று.

ஆகவே மனிதகுலத்தின் நோயும் ஒன்றாகத்தான் இருக்கமுடியும்.

அனைத்து நோயும் ஒன்றுதான் என்றால் அவற்றை உருவாக்கும் காரணமும் ஒன்றாகத்தானிருக்கும்.

அந்தக் காரணம் என்னவாக இருக்கும்?

ஆராய்ச்சியாளர்கள், மருத்துவர்கள், அறிஞர்கள், படித்த மாமேதைகள் அனைவரும் என்னை மன்னிக்க வேண்டும். நான் எனது மனசாட்சிப்படிச் சொல்கிறேன்; அந்த ஒரு காரணம் 'யாருக்குமே தெரியாது'!

நோய் என்பது நாம் பிறக்கும்போதே நம்முடன் சேர்ந்து பிறந்து விடுகிறது என்பது எனது கருத்து. இதனைப் பற்றி அடுத்த அத்தியாயத்தில் விரிவாகப் பார்ப்போம்.

நோயின் மூல காரணம் யாருக்கும் தெரியாது என்பதற்கு சில எடுத்துக்காட்டுகள் சொல்கிறேன்...

நீரிழிவு நோயை எடுத்துக்கொள்வோம்.

பல நூற்றாண்டுகளுக்கு முன்பு பல நோயாளிகள் பசி அதிகமாகி, அதிகமாக உண்ண ஆரம்பித்தார்கள் (Polyphagia). தாகமும் அதிகமாகி, தண்ணீரையும் மற்ற பானங்களையும் அதிகமாகக் குடித்தார்கள் (Polydipsia). பகலிலும், இரவிலும் அடிக்கடி அதிகமாகச் சிறுநீர் கழித்தார்கள் (Polyuria).

உணவு அதிகமாக உண்டாலும் அவர்கள் உடல் எடை நாளுக்குநாள் குறைந்துகொண்டே வந்தது. வலி உணர்வு, தொடு உணர்வு, வெப்ப உணர்வு ஆகியவை குறைந்து, புண்கள் உண்டாகி அவை குணமாகாமல் அதிகமாகி கால், கைகள் ஆகிய உறுப்புக்களை இழக்கும்படியான சூழ்நிலைகள் ஏற்பட்டன.

ராஜபிளவைகள் (Carbuncles) என்று அழைக்கப்படுகின்ற பெரும் கட்டிகள் உண்டாகி மரணத்திற்கு இட்டுச் சென்றன.

அக்கால மருத்துவர்கள் இந்த நோய்க்குக் காரணம் என்ன என்று தெரியாமல் விழித்தனர்.

சில மருத்துவர்கள் ஆர்வ மிகுதியால் இத்தகைய நோயாளிகளின் சிறுநீரை எடுத்துச் சுவைத்துப் பார்த்தனர்[1].

இந்த மருத்துவர்கள் இப்படிப்பட்ட நோயாளிகளின் சிறுநீரை எறும்புகள் மொய்ப்பதையும் கவனிக்கத் தவறவில்லை.

இவர்கள் கண்டறிந்த உண்மைகளை வைத்து அவர்கள் ஒரு முடிவுக்கு வந்தார்கள். அதாவது நீரில் சர்க்கரை வெளி யாவதால்தான் இந்த நோய் வருகிறது எனக் கணித்து இதற்குச் சர்க்கரை நோய் (Diabetes Mellitus)[2] எனப் பெயரிட்டார்கள்.

---

1 – இத்தகையோர் 'நீர் சுவைப்பாளர்கள்' (Water Tasters) என்று அழைக்கப்பட்டனர்.

2 – Diabetes என்றால் கிரேக்க மொழியில் நீர் வடிகுழாய் (Siphon) என்று பொருள். இது நீர் வெளியேறுதலைக் குறிக்கிறது. Mellitus என்றால் லத்தின் மொழியில் தேன் என்று பொருள். அதாவது இது இனிப்பைக் குறிக்கிறது. இனிப்பு நீர் வெளியேறுவதே Diabetes Mellitus.

இந்த மருத்துவர்கள் சர்க்கரை நோய்க்கான காரணத்தைக் (Causation, Aetiology) கண்டுபிடித்து விட்டதாகப் பெருமிதம் அடைந்தார்கள். சிறுநீரில் சர்க்கரை போவதுதான் சர்க்கரை நோய்க்குக் காரணம் என நம்பினார்கள்.

ஆனால், காலம் செல்லச்செல்ல மருத்துவர்கள் மீண்டும் கேள்வி கேட்க ஆரம்பித்தார்கள்.

இப்போது அவர்களுடைய கேள்வி என்னவென்றால், 'ஏன் சிறுநீரில் சர்க்கரை போகிறது?' என்பதே.

அக்கால மருத்துவ ஆராய்ச்சியாளர்கள் இந்தக் கேள்விக்கும் பதிலைக் கண்டுபிடித்தார்கள்.

'இரத்தத்தில் அதிகப்படியான சர்க்கரை இருப்பதனால்தான் நீரில் சர்க்கரை போகிறது!' என்று கண்டுபிடித்தார்கள்.

இப்பொழுது அடுத்த கேள்வி. 'ஏன் இரத்தத்தில் சர்க்கரை அதிகமாக இருக்கிறது?'

இரத்தத்தில் உள்ள சர்க்கரையின் அளவைக் கட்டுக்குள் வைப்பதற்கு இன்சுலின் (Insulin) எனும் ஓர் உட்சுரப்பு நீர் (Hormone) தேவைப்படுகிறது. இந்தப் பொருள், கணையம் (Pancreas) எனும் உடல் உறுப்பிலிருந்து சுரக்கிறது என்று கண்டுபிடித்தார்கள்[3].

ஒரு வழியாக இன்சுலின் குறைபாடுதான் நீரிழிவு நோய்க்கு காரணம் என்று கண்டுபிடிக்கப்பட்டு இன்சுலினை இரத்தத்தில் செலுத்தினால் இந்த நோய் குணமாகும் என்று கருதினார்கள்.

ஆனால் நடந்தது என்ன?

அடுத்து வந்த பிரச்னை, மருத்துவர்களை ஒரு குழப்பத்தில் ஆழ்த்தியது. அது என்னவென்றால் பலருக்கு இரத்த பரிசோதனை செய்து பார்த்தால் அவர்களுக்கு இரத்தத்தில் இன்சுலின் சரியான அளவில் இருந்தது. இன்னும் பலருக்கு இன்சுலின் அளவு

---

3 - ஃப்ரெடெரிக் பேண்டிங் (Frederick Banting), சார்லஸ் பெஸ்ட் (Charles Best), ஜே ஜே ஆர் மக்ளியாட் (JJR Macleod) எனும் மூன்று மருத்துவ ஆராய்ச்சியாளர்கள் இன்சுலினை 1921ஆம் ஆண்டு டொரன்டோ பல்கலைக்கழகத்தில் (Toronto University, Ontario, Canada) கண்டுபிடித்தனர்.

அதிகமாகவே இருந்தது. இது மருத்துவர்களின் குழப்பத்தை இன்னும் அதிகப்படுத்தியது.

இப்பொழுது ஒரு புதிய கேள்வி பிறக்கிறது. இன்சுலின் அளவு சரியான அளவில் இருந்தும் அல்லது அதிக அளவில் இருந்தும் ஏன் நீரிழிவு நோய் ஏற்படுகிறது?

நமது மருத்துவ ஆராய்ச்சியாளர்கள் சுறுசுறுப்பாகிறார்கள். அவர்களது அடுத்த கட்ட ஆராய்ச்சி ஒரு புதிய திருப்பத்தை உண்டாக்குகிறது.

இப்பொழுது ஆராய்ச்சியாளர்கள் இன்னும் இரண்டு விதமானக் காரணங்களைக் கண்டுபிடிக்கிறார்கள்.

ஒன்று இரத்தத்தில் இன்சுலினுக்கு எதிராக வேலை செய்யும் குளுக்ககான் (Glucagon) போன்ற வேறு சில உட்சுரப்பு நீர்கள் (Hormones) அதிகமாக சுரந்து இன்சுலினை வேலை செய்ய விடாமல் தடுப்பது[4].

மற்றொன்று இன்சுலினை செல்களுக்குள் செல்ல வழிகொடுக்கும் 'ரிசெப்டார்ஸ்' (Receptors) என்று அறியப்படும், செல்களின் மேல் உள்ள பகுதிகள் குறைவாக இருப்பதோ, கெட்டுப்போய் இருப்பதோ ஆகும்.

இன்சுலின் குறைவாக இருப்பதால் உண்டாகும் நீரிழிவு நோயை 'நீரிழிவு நோய்வகை 1' (Type 1 Diabetes) என்றும், இன்சுலின் செயல்பட முடியாமல், உருவாகும் நீரிழிவு நோயை 'நீரிழிவு நோய் வகை 2' (Type 2 Diabetes) என்றும் அழைக்கிறோம்.

நீரிழிவு நோய் வகை 1-இல் ஏன் இன்சுலின் குறைவாக இருக்கவேண்டும்? அதற்குப் பான்கிரியாசில் உள்ள ஐலேட் ஆஃப் லாங்கர்ஹான்ஸ் (Islet of Langerhans) எனும் பகுதியில் உள்ள பீட்டா செல்கள் (B-Cells) என்று அழைக்கப்படும் செல்கள் கெட்டுப்போவதே காரணம் என்று சொல்லப்படுகிறது.

இப்பொழுது நாம் அடுத்த கேள்வியைக் கேட்காமல் இருக்க முடியுமா? ஏன் அந்த பீட்டா செல்கள் கெட்டுப்

---

4 - குளுக்ககான் (Glucagon) என்பது இத்தகைய திரவங்களில் முக்கியமான ஒன்று. இதுவும் கணையத்திலிருந்து சுரக்கப்படும் உட்சுரப்பு நீர்தான்.

போகின்றன? அதற்குக் காரணம் Autoantibody என்று ஆங்கிலத்தில் அழைக்கப்படும் தன்னெதிர்ப்புப்பொருள் பான்கிரியாசைத் தாக்குவதுதான் காரணம் என்று சொல்லப்படுகிறது.

ஏன் தன்னெதிர்ப்புப்பொருள் பான்கிரியாஸைத் தாக்குகிறது என்று கேட்டால், ‘அதனைக் கண்டுபிடிப்பதற்கு ஆராய்ச்சிகள் தொடர்ந்து போய்க்கொண்டு இருக்கின்றன...’ என்ற பதில் கிடைக்கிறது.

ஆராய்ச்சி முடிவு வந்தபின் அதற்கு என்ன காரணம் என்று நாம் கேட்க முடியும். இவ்வாறாக ஏன் ஏன் என்று கேட்டுக்கொண்டே இருந்தாலும் உண்மையான மூல காரணத்தை நாம் கடைசிவரை கண்டுபிடிக்கவே முடியாது.

எந்த நோய்க்கும் மூல காரணத்தைக் கண்டுபிடிப்பது என்பது முடிவற்ற (Infinite) ஒன்றாகும்.

சிலர் கேட்கலாம், கொரோனா (Corona) என்று அழைக்கப்படும் கோவிட் *19* (Covid-19) எனும் தொற்று நோய் SARS-CoV-2 virus எனும் வைரஸால்தானே வந்தது. இந்த வைரஸ் தானே கொரோனா நோயின் மூல காரணம். அப்படி இருக்கும் பொழுது எப்படி எல்லா நோய்க்கும் மூல காரணம் தெரியாது என்று சொல்ல முடியும்?

கொரோனா ஒரு கொடிய தொற்றுநோயாக இருந்தாலும், உலகம் முழுவதும் பரவி இருந்தாலும் இது எல்லா மனிதர்களையும் தாக்கவில்லை. ஏன் என்று கேட்டால் இது எதிர்ப்புச் சக்தி குறைவாக இருப்பவர்களையே தாக்குகிறது என்ற பதில் கிடைக்கிறது.

ஏன் அவர்களுக்கு எதிர்ப்புச் சக்தி குறைவாக இருக்கிறது என்ற கேள்விக்கு அவர்களுக்கு ஏற்கெனவே சர்க்கரை நோய், இதய நோய், அதிக இரத்த அழுத்தம், மன அழுத்தம் போன்ற இதர நோய்கள் அல்லது உணவுக் குறைபாடுகள் ஆகியவை காரணங்களாகச் சொல்லப்படுகின்றன.

‘அப்படி இருப்பின் அந்த நோய்களோ, குறைபாடுகளோ ஏன் ஏற்படுகின்றன?’ என்ற கேள்வி எழுகிறதல்லவா?

இந்தக் கேள்வியின் தொடர்ச்சியும் முடிவற்ற இடத்தில்தான் போய் நிற்கும்.

செயற்கை நோய்கள் தவிர (விபத்தினால் ஏற்படுவது, தீய பழக்கங்களால் ஏற்படுவது, நச்சுப் பொருள்களை உட்கொள்வதால் ஏற்படுவது) மற்ற இயற்கையாக உருவாகும் நோய்கள் அனைத்திற்கும் மூல காரணம், கண்டுபிடிக்க முடியாத ஒன்றாகும் என்பதே எனது கருத்தாகும்.

ஆரோக்கியம் ஒன்றே; அனைத்து நோய்களும் ஒன்றே; அந்த நோய்களின் காரணங்களும் ஒன்றே. அந்த ஒன்று உருவமற்ற, தொடர்ந்து இயங்கிக்கொண்டிருக்கும் (Spiritual and Dynamic) நம் அறிவுக்கு அப்பாற்பட்ட ஒன்றாகும்.

இன்னும் ஆழமாகப் பார்த்தால், நோய் என்று தனியாக ஒன்றும் இல்லை. இது ஆரோக்கியத்தின் ஒரு பகுதியே. ஆரோக்கியமும் நோயும் ஒன்றுதான்.

எப்படி?

அடுத்த அத்தியாயத்தில் விடை காண்போம்.

13

ஆரோக்கியமும் நோயும் ஒன்றே

இந்த உலகில் உள்ள பெரும்பாலான விஷயங்கள் இரண்டாக, பிரிக்கமுடியாத, எதிரும் புதிருமாக உள்ளன.

இரவு-பகல், வெளிச்சம்-இருட்டு, தென்துருவம்-வடதுருவம், நேர்மறை-எதிர்மறை, வலது-இடது, உயர்வு-தாழ்வு, ஆண்-பெண், பிறப்பு-இறப்பு, நன்மை-தீமை, நல்லது-கெட்டது, பாவம்-புண்ணியம், வெற்றி-தோல்வி, அழகு-அசிங்கம் ஆகிய அனைத்தும் இரண்டாக, தனித்தனியாக, எதிரும் புதிருமாக இருப்பதாகத் தோற்றம் அளிக்கின்றன.

ஆனால், உண்மையில் அவை இரண்டல்ல, ஒன்றுதான். இரண்டாகக் காட்சி அளிக்கும்; ஆனால் ஒன்றுதான். இது ஒரு துருவத்தில் ஆரம்பித்து மறு துருவத்தில் முடிவடைகிறது. அவற்றைத் தனித்தனியாகப் பிரிக்க முடியாது.

உலகத்தில் தென் துருவத்தை (South Pole) வட துருவத்திலிருந்து (North Pole) பிரிக்க முடியாது.

காந்தத்திலும் தென் துருவத்தை வட துருவத்திலிருந்து பிரிக்க முடியாது.

மின்சாரத்திலும் நேர் மின்னோட்டத்தை (Positive charge) எதிர் மின்னோட்டத்திலிருந்து (Negative charge) பிரிக்க முடியாது.

நன்மை என்று ஒன்று இல்லையென்றால் தீமை என்று ஒன்று இருக்கவே முடியாது. அதேபோல் தீமை இல்லாமல் நன்மையும் இருக்க முடியாது.

பெண் இல்லாமல் ஆண் இருக்க முடியாது. ஆண் இல்லாமல் பெண்ணும் இருக்க முடியாது.

பகல் இல்லாமல் இரவு வர முடியுமா? இரவு இல்லாமல் பகல் உண்டா?

பிறந்தவன் இறந்தே ஆகவேண்டும். இறப்பே இல்லை என்றால் பிறப்பே இருக்காது.

ஏன் இறைவனை எடுத்துக்கொள்ளுங்கள்... ஆக்கலும் அவனே; அழித்தலும் அவனே அல்லவா?

இவ்வாறாக வாழ்க்கையில் நாம் காணும் அம்சங்கள் அனைத்தும் இரு வேறு துருவங்களாக நம் பார்வைக்குப் பட்டாலும் அவை இரண்டும் பிரிக்க முடியாத ஒன்றுதான்.

கருத்துக் கணிப்புகளில் நாம் ஓட்டு செலுத்துவதற்கு 0 விலிருந்து 9 வரை எண்கள் கொடுத்திருப்பார்கள். இதில் 0 என்பது மிகவும் மோசம் என்றும் 9 என்பது மிகவும் சிறந்தது என்றும் நாம் எடுத்துக்கொண்டு ஓட்டு அளிக்கவேண்டும்.

மிகவும் மோசமான ஒன்று கொஞ்சம் கொஞ்சமாக அதன் மோசமானத் தன்மையை இழந்து 5 ஆம் எண்ணுக்கு வரும்பொழுது சமநிலைக்கு வருகிறது. பிறகு கொஞ்சம் கொஞ்சமாகச் சிறப்பு நிலைக்கு மாறி எண் 9ஐ அடையும்போது மிகச் சிறந்தது ஆகிறது. இதே போன்று எதிர்முனை கொண்ட இரு வேறு அம்சங்கள் ஒரு முனையிலிருந்து கொஞ்சம் கொஞ்சமாக மாறி மறு முனைக்குச் செல்கிறது.

ஒரு மனிதன் பிறந்து கொஞ்சம் கொஞ்சமாக வளர்ந்து நடு வயதில் சமநிலைக்கு வந்து, பிறகு கொஞ்சம் கொஞ்சமாக முதுமை ஆட்கொண்டு, மரணத்தில் போய் முடிகிறான். இந்த விதிக்கு ஆரோக்கியமும் நோயும் விதிவிலக்கல்ல.

முழுமையான ஆரோக்கியம் 0 என்று கருதுவோம். மிகக் கடுமையான நோயை 9 எனக் கொள்வோம். ஒரு மனிதனின் ஆரோக்கியமும் நோயும் 0-லிருந்து 9-க்கும் 9-லிருந்து 0-க்கும் மெதுவாகவோ, வேகமாகவோ மாறும்.

ஆரோக்கியமும் நோயும் தனித்தனி அம்சங்கள் அல்ல. இரண்டும் ஒன்றோடு ஒன்று இணைந்து பிணைந்து இருப்பன. ஒருவன் ஆரோக்கியமாக இருக்கிறான் என்றால் அவன் வெளித்தோற்றத்தில் ஆரோக்கியமாக இருக்கிறான் என்று பொருள். ஆனால் அவன் மறுபக்கத்தில் நோய் மறைக்கப்பட்டிருக்கிறது.

அதேபோல், நோயுற்ற ஒருவனுக்கு நோய் வெளித் தோற்றத்தில் தெரிகிறது. ஆனால் ஆரோக்கியம் மறுபக்கத்தில் மறைக்கப்பட்டிருக்கிறது.

நோய்வாய்ப்பட்டிருக்கிற ஒவ்வொருவரும் முக்கியமாகப் புரிந்துகொள்ள வேண்டிய செய்தி என்னவென்றால் அவர்களினுள்ளே ஆரோக்கியம் இருந்துகொண்டே இருக்கிறது என்பதே.

நோய் உள்ளவர்கள் அவர்களின் நோய்க்குறிகளுக்குத் தக்கபடி அவர்கள் வாழ்க்கை முறையைச் செப்பனிடுவதன் மூலமாகவும், தேவைப்பட்டால் தக்க சிகிச்சை மூலமாகவும் நோயைப் பின் தள்ளி ஆரோக்கியத்தைக் கொண்டு வர முடியும்.

அதேபோல் ஆரோக்கியமாக இருப்பவர்கள் தீய பழக்க வழக்கங்களாலும், மனச் சஞ்சலங்களாலும், நச்சுத் தன்மையுள்ள உணவு, பானங்கள், மருந்துகளாலும் ஆரோக்கியத்தைப் பின் தள்ளி நோயை முன்கொண்டுவர முடியும்.

நம்மைச் சுற்றியும், நமது சுற்றுச் சூழ்நிலையிலும், நமது சமூக நிலையிலும் எக்கச்சக்கமான மாசும், நச்சுப் பொருள்களும், நச்சுக் கருத்துக்களும் தொடர்ந்து நம்மைத் தாக்கி நம்முள் தூங்கிக்கொண்டிருக்கும் நோயைத் தட்டி எழுப்பி வெளிக் கொண்டு வருகின்றன.

நோயை நம்முள் செயலிழக்கச் செய்து ஆரோக்கியத்தை மேம்படுத்த வேண்டும் என்றால் நாம் எப்பொழுதும் தொடர்ந்து கவனத்துடனும் செயலாற்றலுடனும் (Active) இருக்க வேண்டும்.

சீரான சிந்தனை, மன அமைதி, மகிழ்ச்சியான வாழ்க்கை, அளவான சரிசம உணவு, முறையான உடற்பயிற்சி, மூச்சுப்பயிற்சி, தியானம் ஆகியவை நமக்கு அரணாக இருந்து நம்மைக் காத்து ஆரோக்கியத்தைப் பின் செல்லாமல் தடுக்கக் கூடியவையாகும்.

இதுவரை நான் ஆரோக்கியத்தைப் பற்றியும், நோயைப் பற்றியும், நோயை உண்டாக்கும் காரணத்தைப் பற்றியும் நவீன மருத்துவ உலகில் (Modern Medical World) இதுவரை நிலவி வரும் கருத்துகளை ஹோமியோபதி மருத்துவத் தத்துவங்களைத் தழுவி இங்கு தந்துள்ளேன்.

ஹோமியோபதி மருத்துவத் தத்துவத்தையும் தாண்டி நான் ஆழமாக ஆராய்ந்து புரிந்துகொண்ட ஒரு முக்கியமான மருத்துவ உண்மை என்னவென்றால் ஆரோக்கியம், நோய், நோயின் காரணம் ஆகிய மூன்றும் ஒன்றுதான். அவற்றைத் தனித்தனியாகப் பிரிக்க முடியாது (Indivisible).

இனி இந்தக் கருத்தை நமது அன்றாட வாழ்க்கையில் பயன்படுத்தி எப்படி நமது ஆரோக்கியத்தை வெளிப்படுத்தலாம் என்று விவரிக்கிறேன்.

14

உணர்வோடு உணவு உண்

உணவு, உணர்வு இந்த இரண்டு சொற்களுக்கும் ஓர் எழுத்துதான் வித்தியாசம். உணர்வோடு இணைந்ததுதான் உணவு.

பசிக்குப் புசிக்க வேண்டும். ஆனால் உணவை உணர்வோடு உண்ண வேண்டும்.

பசி வந்தால் பத்தும் பறந்து போகும் என்பார்கள். மிகுந்த பசியுடன் இருப்பவனுக்கு உணவின் ருசியோ, சுகாதாரமோ, இருக்கும் சூழ்நிலையோ முக்கியமில்லை. நெருப்பாக எரியும் பசியை அடக்குவதற்கு உணவு உடனே தேவைப்படுகிறது.

பசிக்கு மட்டும் சாப்பிடுவதைவிட ருசிக்கும் சேர்த்து ரசித்துச் சாப்பிட்டால் பெரும்பாலும் உணவே சத்து தரும் டானிக்காக, மருந்தாக ஆகிவிடும்.

விலங்குகள், மற்ற விலங்குகளை வேட்டையாடியும், செடி, கொடி, மரங்கள் ஆகியவற்றில் கிடைக்கும் காய்கள், கனிகள், இலைகள் ஆகியவற்றையும் உண்டு உயிர் வாழ்கின்றன.

கற்கால மனிதர்களும் விலங்குகள் போலவே மற்ற விலங்குகளையும், காய், கனிகளையும் சாப்பிட்டு வந்தனர்.

அந்த மனிதர்களுக்கும், விலங்குகளுக்கும் எந்த உணவு நல்ல உணவு, எந்த உணவு நச்சுத் தன்மை உடையது என்று எப்படித் தெரியும்? உணவின் ருசியும், மணமும்தான் அவர்களுக்கு உணவு நல்ல உணவா இல்லையா என்பதை உணர உதவும் கருவிகளாகும்.

எந்த உணவு மிகவும் கசப்பாக அல்லது அதிகப்படியான காரமாக உள்ளதோ, அத்தகைய உணவுகளைத் தவிர்த்தார்கள்.

சில காய், கனிகளை உண்ணும்போது குமட்டிக்கொண்டு வாந்தி வருவது போல் இருக்கும். அத்தகைய உணவுகளையும் அவர்கள் தவிர்த்தார்கள். நாற்றமடிக்கும் உணவுகளையும் தவிர்த்தார்கள்.

இன்றைய காலகட்டத்தில் உணவுகளை இரசாயன முறையில் பரிசோதித்துப் பார்க்கும் பொழுது மிகவும் கசப்புள்ள உணவுகளும், அதிகப்படியான காரத் தன்மை உள்ள உணவுகளும் நச்சுத் தன்மை உள்ளவை என்று அறியப்படுகிறது.

நாற்றமடிக்கும் உணவுகளும் கெட்டுப்போன உணவுகளாகவோ, நோய்க் கிருமிகள் தொற்றிய உணவாகவோ இருக்கும். ஆக ருசியும் மணமும் நாம் உண்ணும் உணவு எத்தகைய உணவு, அது நமது உடலுக்கு உகந்ததா இல்லையா என்பதை நாமே முடிவு செய்து உண்ண உதவுகிறது.

ஆனால், காலப்போக்கில் உணவை வியாபாரமாக்கி நிறுவனமயப்படுத்தும்போது உணவைச் செயற்கையாக ருசிப்படுத்தி நம்மை, குறிப்பாக குழந்தைகளை, இத்தகைய உணவுகளுக்கு அடிமைப்படுத்திவிடுகிறார்கள்.

உணவை ருசி உள்ளதாகவும், மணமுள்ளதாகவும் ஆக்கவும், நீண்ட நாள்களுக்குக் கெட்டுப் போகாமல் தடுப்பதற்காகவும், பார்ப்பதற்கு அழகாக இருப்பதற்காகவும் அடிட்டிவ்ஸ் (Additives), ப்ரெசெர்வடிவ்ஸ் (Preservatives) மற்றும் நிறமூட்டிகள் (Colouring agents) என்று சொல்லக்கூடிய இரசாயனக் கலவைகளைச் சேர்த்துவிடுகிறார்கள்.

இப்படிச் செயற்கையாகச் சுவை கூட்டப்பட்ட உணவுகள் ஒரு முகமூடி அணிந்த திருடன் போல.

சுவை கூட்டப்படாத உணவு நாம் வெறுக்கும் ஒன்றாக இருக்கலாம். அது கெட்டுப்போன உணவாகவும் இருக்கலாம். ஆனால் அதே உணவை சுவை கூட்டித் தரும் பொழுது அதன் உண்மைத் தன்மை தெரியாமல் நாம் சாப்பிட்டுவிடுவோம். விளைவு? வெளித்தோற்றத்தில் உள்ள ஆரோக்கியம் பின் தள்ளப்பட்டு பின்புலத்தில் உள்ள நோய் வெளிக்கொண்டு வரப்படும்.

சிறந்த உணவு எது என்று என்னிடம் கேட்டால் எந்த உணவு கீழ்க்கண்ட மூன்று அம்சங்களைக் கொண்டுள்ளதோ அந்த உணவே சிறந்த உணவு என்று சொல்வேன்.

அவை:

நமக்குப் பிடித்த உணவு,

நமக்கு ஒத்துக்கொள்ளும் உணவு,

நாம் வாழும் பகுதியில் அப்பொழுதுள்ள தட்ப வெட்ப சூழ்நிலையில் விளையும் காய், கனி மற்றும் விலங்குகளிலிருந்து கிடைக்கும் உணவுகள்.

மருத்துவரிடம் செல்லும் எல்லா நோயாளிகளும் வழக்கமாகக் கேட்கும் ஒரு கேள்வி: "டாக்டர், நான் என்ன சாப்பிடவேண்டும்?"

இந்தக் கேள்வி கேட்கப்படும் மருத்துவர்கள் உடனே தன்னை ஒரு நீதிபதி நிலைக்கு எடுத்துச் சென்று நோயாளிகளுக்கு என்ன சாப்பிட வேண்டும், என்ன சாப்பிடக்கூடாது என்று ஒரு தீர்ப்பையே சொல்லிவிடுகிறார்கள்.

பெரும்பாலான நேரங்களில் பெரும்பாலான மனிதர்களால் மருத்துவர்கள் சொல்லும் உணவுக் கட்டுப்பாட்டை கடைப்பிடிக்க முடியாமல் போய்விடும். இது அவர்களுக்கு ஒரு குற்ற உணர்ச்சியை உண்டாக்கிவிடும்.

அடுத்த முறை அவர்கள் மருத்துவரைச் சந்திக்கும்போது உணவுக்கட்டுப்பாட்டைக் கடைப்பிடிக்காததினால்தான் நோய் குணமாகவில்லை அல்லது அதிகமாகிவிட்டது என்று சொல்லி மருத்துவர் நோயாளிகளின் குற்ற உணர்வை அதிகப் படுத்திவிடுவார்.

சில மருத்துவர்கள் அவர்கள் சொன்ன உணவுக் கட்டுப்பாட்டைக் கடைப்பிடிக்காதவர்களைக் கடும் சொற்களால் கண்டிப்பதும், மேற்கொண்டு சிகிச்சை கொடுக்க மறுப்பதும் நடந்து கொண்டுதான் இருக்கின்றன.

என்னைப்பொறுத்தவரை இத்தகைய மருத்துவர்கள் தமது இயலாமையை நோயாளிகளின் மேல் பழிபோட்டுத் தப்பித்துக்கொள்பவர்களாவர்.

பத்தியம் பற்றி வலியவந்து மருத்துவர்களிடம் கேள்விகள் கேட்கும் நோயாளிகளிடமும் தவறு இருக்கிறது.

ஐந்து அறிவு மட்டும் உள்ளவை என்று கருதப்படும் விலங்குகளுக்குத் தனக்குதானே சாப்பிடத் தெரிகிறது. ஆனால் மனிதனுக்கு மட்டும், குறிப்பாக படித்தவர்களுக்கு, தனக்குத்தானே சாப்பிடத் தெரியவில்லை. என்ன பரிதாபம்!

இவர்கள் மருத்துவர்களிடம் கேட்டோ, புத்தகங்களில் அல்லது செய்தித்தாள்களில் படித்தோ, தொலைக்காட்சிகளில் வரும் மருத்துவ நிகழ்ச்சிகளைப் பார்த்தோ, முகநூல் (Facebook), வாட்ஸ்அப் (Whatsapp) ஆகிய சமூக ஊடகங்களில் வரும் செய்திகளைப் பார்த்தோதான் உணவு உண்ணக் கற்றுக் கொள்கிறார்கள்.

இப்படி உணவைப் பற்றி அறிவை வளர்க்கும்போது அவர்கள் தெளிவு பெறுவதற்குப் பதிலாக குழப்பம்தான் அடைகிறார்கள். மற்றவர்களையும் குழப்பிவிடுவார்கள்.

சாந்தி சைவ உணவு உண்ணும் குடும்பத்தைச் சேர்ந்தவர். இவருக்குக் காபி குடிப்பது ரொம்பப் பிடிக்கும். தயிரும் மோரும் நிறைய சாப்பிடுவார்.

சாந்தியின் நண்பர்கள், "பாலிலும், பாலிலிருந்து கிடைக்கும் மற்ற உணவுப் பொருள்களிலும் கொலஸ்ட்ரால் என்று சொல்லக்கூடிய கொழுப்பு அதிகமாக உள்ளது. இந்த உணவுகள் உடல் எடையை அதிகப்படுத்தி விடும்" என்று சொன்னார்கள்.

சாந்தி பாலையும் பாலிலிருந்து தயாரிக்கப்படும் அனைத்து உணவுகளையும் தவிர்த்துவிட்டார்.

சில ஆண்டுகள் கழித்து இந்த அம்மையாருக்கு முழங்கால் மூட்டு வலி வந்துவிட்டது. இவரைப் பரிசோதித்த மருத்துவர் இவருக்கு, "கால்சியம் சத்து குறைந்துவிட்டது; ஆகவே கால்சியம் மாத்திரைகள் சாப்பிடுங்கள்" என்று பரிந்துரைத்தார்.

சிறுவயதிலிருந்தே சாந்தி உணவைப் பசிக்கும் நேரங்களில் சாப்பிட மாட்டார். ஆகவே அவர் அதிக வயிற்று அமில நோயால் (hyperacidity) அவதிப்பட்டுக் கொண்டிருந்தார்.

இப்பொழுது கால்சியம் மாத்திரைகள் சாப்பிட ஆரம்பித்ததும் நெஞ்சு எரிச்சல் அதிகமாகிவிட்டது. மீண்டும் மருத்துவரிடம் கலந்து ஆலோசித்தார். மருத்துவர் கால்சியம் மாத்திரைகளை நிறுத்திவிட்டு பால், தயிர், கீரைகள் போன்ற கால்சியம் உள்ள உணவுகளை அதிகம் சாப்பிடச் சொன்னார்.

சில ஆண்டுகள் கழிந்தன. சாந்தியின் கணவர் சிறுநீரகக் கல் (Kidney Stone) நோயால் அவதியுற்றார். அவரின் மருத்துவர் அவரை, எக்காரணம் கொண்டும் கால்சியம் உள்ள உணவுகளைச் சாப்பிடாதீர்கள்; சிறுநீரகத்தில் கல் வருவதற்கு கால்சியம்தான் முக்கிய காரணம்" என்று சொன்னார்.

கணவருக்குச் சொன்ன அறிவுரை சாந்தியை அதிகம் பாதித்தது. எங்கே தனக்கும் சிறுநீரகக் கல் வந்துவிடுமோ என்ற பயத்தில் அவர் மீண்டும் கால்சியம் உள்ள உணவுகளைச் சாப்பிடுவதை நிறுத்திவிட்டார்.

முழங்கால் வலியுடனும் (Osteoarthrosis), நெஞ் செரிச்சலுடனும் (Gastroesophageal Reflex Disease or GERD), மனக் குழப்பத்துடனும் ஹோமியோபதி சிகிச்சைக்காக என்னிடம் வந்தார்.

நான் அவருக்கு முறையான ஹோமியோபதி மருத்துவத்துடன் அவருடைய உணவு பற்றிய குழப்பத்தைப் போக்குவதற்குக் கீழ்கண்ட மூன்று அறிவுரைகளையும் சொல்லி அனுப்பினேன்:-

"*உங்களுக்குப் பிடித்த உணவைச் சாப்பிடுங்கள்.

*அந்த உணவு உங்களுக்கு ஒத்துக்கொண்டால் சாப்பிடுங்கள்.

*உங்களுக்கு எளிதாகக் கிடைக்கக்கூடிய உணவைச் சாப்பிடுங்கள்."

"டாக்டர் நீங்கள் இந்த அறிவுரையை எளிதாகச் சொல்லி விட்டீர்கள். ஆனால், உனக்கு இது ஒத்துக்கொள்ளாது... அது ஒத்துக்கொள்ளாது என்று பலரும் (கணவர், மாமியார், நாத்தனார், தோழி என்று பலரும்) சொல்லி எனக்குப் பிடித்த பல உணவுகளைச் சாப்பிடவிடாமல் பண்ணிவிடுகிறார்கள், என்ன செய்வது?" என்று கேட்டார்.

அவரிடம் நான் சொன்னேன், "உங்களைச் சுற்றி இருப்பவர்கள் அனைவரும் அவரவர் கருத்துகளைச் சொல்வார்கள். அவர்கள் சொல்லும் கருத்துகள் அனைத்தையும் நீங்கள் அவசியம் ஏற்றுக்கொள்ள வேண்டும் என்று எந்தக் கட்டாயமும் இல்லை.

அவர்கள் சொல்லும் கருத்துகள் உங்களுக்குப் பொருந்துகிறதா என்று பாருங்கள். உங்களுக்குப் பொருந்தினால் ஏற்றுக்கொள்ளுங்கள்.

உங்களுக்குத் தரப்படும் அறிவுரைகளை நன்கு பரிசீலித்துப் பாருங்கள். உங்களுக்குப் பொருந்தி வரக்கூடியக் கருத்துக்களை ஏற்றுக்கொள்வதும் பொருந்தாதவற்றை நிராகரிப்பதும் உங்கள் உரிமை.

உங்களைக் கட்டாயப்படுத்தும் அனைவரிடமும் உங்களுடைய நிலைப்பாட்டை எடுத்துச் சொல்லி, அவர்கள் உங்களைப்பற்றிப் புரிந்துகொள்ள உதவுங்கள்.

அதேபோல் நீங்கள் உங்களுடைய கருத்துகளை உங்கள் பிள்ளைகளுக்கும், குடும்பத்தாருக்கும், மற்றவர்களுக்கும் சொல்லுங்கள். நீங்கள் சொல்லும் கருத்துகள் அவர்களுக்குப் பொருந்தவில்லை என்றால் அதனை நிராகரிப்பதற்கு அவர்களுக்கு உரிமை உண்டு. அதனை நீங்கள் புரிந்து கொள்ளுங்கள்."

இப்பொழுது சாந்தி மனக்குழப்பம் இன்றி, உடல் ஆரோக்கியம் மேம்பட்டு மகிழ்ச்சியாக இருக்கிறார்.

கருத்துப் பரிமாற்றம், அந்தக் கருத்தைத் தன் தேவைக்கு ஏற்பப் பயன்படுத்துதல் போன்ற உரிமைகள் மருத்துவ நுகர்வோர்கள் (Patients) எல்லோருக்கும் உண்டு என்பது எனது கருத்து.

ஆகவே, மருத்துவர்கள் உணவு பற்றிய அவர்களது கருத்துக்களை மருத்துவ நுகர்வோர்களுக்கு எடுத்துச் சொல்லலாம். ஆனால், அவர்கள் கருத்துக்களைக் கண்டிப்பாக ஏற்றுக்கொண்டு அதன்படிதான் நடக்கவேண்டும் என்று வற்புறுத்துவது ஒரு மருத்துவ சர்வாதிகாரம் ஆகும்.

மருத்துவ நுகர்வோர்கள் மருத்துவர்கள் கொடுக்கும் அறிவுரைகளை ஏற்றுக்கொண்டாலும் அல்லது நிராகரித்தாலும் அதனால் ஏற்படும் விளைவுகளுக்கு மருத்துவ நுகர்வோர்களே பொறுப்பேற்றுக் கொள்ளவேண்டும்.

முக்கிய குறிப்பு:

இந்த அறிவுரை நீண்ட நாள் நோய்களான கட்டுக்குள் வராத நீரிழிவு நோய், இதய நோய், அதிக இரத்த அழுத்தம், சிறுநீரகச் செயல்பாடு இழப்பு (Renal Failure) போன்ற நோய்களுக்குப் பொருந்தாது.

இவ்வகை நோய்களின் தாக்கம் நோயாளிகளின் உணர்வையும், சீர்சம நிலையையும் (Homoeostasis) கெடுத்துவிடுகிறது.

இத்தகைய நோயுள்ளவர்கள் தக்க மருத்துவரை அணுகி அவர் தரும் பரிந்துரைகளை ஏற்றுக்கொண்டு தன்னுடைய உடல் நிலைக்கு ஏற்ப உணவுப் பழக்கத்தை அமைத்துக்கொண்டால் நல்ல பலன் கிடைக்கும்.

15

பசித்துப் புசி

'பசித்துப் புசி' – இது 'ஆத்திசூடி' சொல்லும் மந்திரம். இது நாம் சிறு வயதிலேயே ஆரம்பப் பள்ளிகளில் கற்ற ஒரு பாடம். ஆனால், இந்தப் பாடத்தை நாம் எந்த அளவு புரிந்து கொண்டுள்ளோம்? நாம் புரிந்துகொண்டதை அன்றாட வாழ்க்கையில் கடைப்பிடிக்கிறோமா?

பசித்துப் புசி என்பதற்கு இரண்டு அர்த்தங்கள் உள்ளன. ஒன்று பசி வந்த பிறகு சாப்பிட வேண்டும் என்பது. இது எல்லோரும் அறிந்த ஒன்றே. ஆனால் பெரும்பாலானோருக்கு தெரியாத ஒரு அர்த்தம் உள்ளது. அது பசித்த உடனே சாப்பிட வேண்டும் என்பதே.

நமது அன்றாட வாழ்க்கையில் நாம் இந்த இரண்டையும் கடைப்பிடிக்கிறோமா?

பசி, தாகம், தூக்கம், காம உணர்வு போன்றவை உடலின் தேவைகளை நமக்கு உணர்த்தும் மொழியாகும். உடலுக்கு உணவு தேவைப்படும்போது பசி எடுக்கிறது. தண்ணீர் தேவைப்படும்போது தாகம் எடுக்கிறது. ஓய்வு தேவைப்படும்போது தூக்கம் வருகிறது. உடல் சுகம் தேவைப்படும்போது காம உணர்வு ஏற்படுகிறது.

நமது உடல் தனது தேவைகளை அதற்கென்று உள்ள மொழியில் நமது அறிவுக்கு உணர்த்துகிறது¹. இதனை நாம் புரிந்துகொண்டு அதன்படி நடந்தால் நாம் மகிழ்ச்சியாக, ஆரோக்கியமாக இருக்கலாம். மாறாக நடந்துகொண்டால்

---

1 – இதைத்தான் நான் ஞானம் என்று முந்தைய ஒரு அத்தியாயத்தில் குறிப்பிட்டுள்ளேன்.

விளைவு வேதனைதான்.

என்னிடம் மருத்துவ ஆலோசனை பெற வருவோரிடம், "நீங்கள் நேரத்திற்கு சாப்பிடுவீர்களா?" என்று கேட்டால், அவர்களில் பெரும்பாலானோர், "ஆம்" என்று பதில் சொல்வார்கள்.

"எந்த நேரத்தில் நீங்கள் சாப்பிடுவீர்கள்?" என்று கேட்டால் "காலை 8 மணிக்குக் காலை உணவு, மதியம் 1 மணிக்கு மதிய உணவு, இரவு 8 மணிக்கு இரவு உணவு சாப்பிடுவேன்" என்று சொல்வார்கள் (இந்த நேரமும் மனிதருக்கு மனிதர் மாறுபடும்).

இவர்களுக்குக் காலையில் 6 மணிக்கே பசித்தாலும் 8 மணி வரைக்கும் காத்திருந்து சாப்பிடுவார்கள். அதேபோல் 8 மணிக்குப் பசியே இல்லாமல் இருந்தாலும் அந்த நேரத்திற்குக் கட்டாயப்படுத்தி சாப்பிடுவார்கள். இவர்கள் **கடிகார மனிதர்கள்**.

இந்தக் கடிகார மனிதர்கள் மலம் கழிப்பதற்கும், தண்ணீர் அருந்துவதற்கும், உடற்பயிற்சி செய்வதற்கும் நேரம், காலம் முடிவு செய்து அதன்படியே செய்வார்கள்.

இவர்கள் தன்னைச் சார்ந்து இருப்பவர்களையும் (கணவன் அல்லது மனைவி, பிள்ளைகள், பெற்றோர்கள் போன்றவர்கள்) இந்த நியதியைக் கடைப்பிடிக்கச் சொல்லிக் கட்டாயப் படுத்துவார்கள்.

இயற்கையில் நேரமென்றும், வெளி (Time and Space) என்றும் எதுவும் கிடையாது. இவை மனிதர்களின் வசதிக்காக உருவாக்கப்பட்டவையே. இவை இரண்டும் மனிதர்களின் கற்பனையின் வெளித் தோற்றமே என்றால் மிகையாகாது.

உயிரினங்கள் அனைத்திற்கும் பசித்தால் சாப்பிடவேண்டும் என்பது நன்றாகத் தெரியும். மனிதர்கள் மட்டும்தான் (குறிப்பாகப் படித்தவர்கள்) கடிகாரத்தில் நேரம் பார்த்துச் சாப்பிடுபவர்கள்.

நேரத்திற்குச் சாப்பிடுவது என்றால் பசிக்கும் நேரத்தில் சாப்பிடுவது என்று பொருள்.

இயற்கையில் நேரம், வெளி என்று எதுவும் இல்லாவிட்டாலும் இயற்கை அனைத்து உயிரினங்களுக்கும் விலை மதிப்பற்ற ஒரு பரிசைத் தந்துள்ளது. அதன் பெயர் 'உயிர்க் கடிகாரம்' (Biological Clock).

இந்த உயிர்க் கடிகாரம்தான் நாம் எப்பொழுது சாப்பிட

வேண்டும், எப்பொழுது தண்ணீர் குடிக்க வேண்டும், எப்பொழுது தூங்க வேண்டும், எப்பொழுது விழித்து எழவேண்டும் என்பது போன்ற உடல் இயக்கப் பணிகளை இயக்குகிறது.

உடலுக்குள் நிகழும் பல இரசாயன, பௌதிக மாற்றங் களையும் இந்தக் கடிகாரம்தான் இயக்குகிறது.

இந்த உயிர்க் கடிகாரத்தைப் பழுதடையாமல் பார்த்துக் கொள்வது நமது கடமை.

இந்தக் கடிகாரம் நமது உள்ளுணர்வு மூலமாக நாம் என்ன செய்ய வேண்டும் என்று கட்டளை இடுகிறது. இந்தக் கட்டளைகளுக்கு நாம் கீழ்ப்படிந்து நடந்தால் நாம் ஆரோக்கிய மாக இருக்கமுடியும்.

இப்பொழுது ஒன்றைத் தெள்ளத்தெளிவாகப் புரிந்திருப்பீர்கள். பசித்துச் சாப்பிடாமல் இருப்பதும், பசி இல்லாமல் சாப்பிடுவதும் இரண்டுமே உடல் நலத்தைக் கெடுக்கக் கூடியவையாகும்.

பெரியவர்கள் அவர்களுடைய அலுவல்களையோ, பிள்ளைகளின் படிப்பையோ, இறைவழிபாடுகளையோ காரணம் காட்டிப் பசி எடுத்தும் சாப்பிடாமல் இருப்பார்கள்.

அதே பெரியவர்கள் குழந்தைகள் பசி இல்லை என்று சொன்னாலும் அவர்களைக் கட்டாயப்படுத்திச் சாப்பிட வைப்பார்கள். இரண்டும் தவறல்லவா?

பசி இல்லாமல் சாப்பிடுவதால் என்ன விளைவுகள் ஏற்படும், பசித்தும் சாப்பிடாமல் இருப்பதால் என்ன விளைவுகள் ஏற்படும் என்பதை அடுத்த அத்தியாயத்தில் அலசி ஆராய்வோம்.

16

நஞ்சாகும் உணவு

பசிக்காமல் சாப்பிடும் உணவு வீரியம் சற்றே குறைந்த விஷத்திற்குச் சமமாகும்.

மனிதர்கள் அனைவருக்கும் என்ன உணவு தேவை, எவ்வளவு தேவை, எப்பொழுது தேவை என்கிற அனைத்தையும் அவர்களுடைய உடலே முடிவு செய்துகொள்கிறது. இதனைச் சமச்சீர்நிலை (Homeostasis) என அறிவோம்.

ஒருவனுக்கு அல்லது ஒருத்திக்குப் பசி இல்லை என்றால் அந்த நேரத்தில் அவன் அல்லது அவள் உடம்புக்கு உணவு தேவை இல்லை என்று பொருள். அந்த நேரத்தில் உண்ணக்கூடிய உணவு உடலால் வெறுக்கப்படக்கூடிய ஒன்றாகும்.

தேவை இல்லாத நேரத்தில் உணவு உண்பதால் கீழ்க்கண்ட தேவை இல்லாத செயல்கள் நம் உடம்பில் நடக்கின்றன:

- மெல்லுதல்
- உமிழ்நீர் சுரத்தல்
- விழுங்குதல்
- வயிறு சுருங்கி விரிவடைதல்
- வயிற்றில் அமிலம் சுரத்தல்
- சிறுகுடலில் ஜீரணத்திற்குத் தேவையான என்ஸைம் (Enzymes) என்கின்ற திரவங்கள் சுரத்தல்
- பித்தப்பையிலிருந்து பித்தநீரை சிறுகுடலுக்குக் கொண்டுவர பித்தப்பை அதிகமாகச் சுருங்குதல் பித்தநீரை உற்பத்தி செய்ய கல்லீரல் அதிகமாக வேலை செய்தல்.

- கணையத்திலிருந்து (Pancreas) ஜீரண திரவங்கள் (Enzymes) அதிகம் சுரத்தல்
- ஜீரணித்த உணவை இரத்த நாளங்களில் கிரகித்தல்
- எஞ்சிய கழிவுகளைப் பெருங்குடல் மலமாக மாற்றி வெளியேற்றுதல்

மேற்கண்ட அனைத்துச் செயல்களும் வாயிலிருந்து ஆசனவாய் வரை உள்ள அனைத்து ஜீரண உறுப்புகளிலும் நடப்பதாகும். இந்தத் தேவையற்ற செயல்களுக்காக உடம்பு எவ்வளவு சக்தியை செலவு செய்ய வேண்டியிருக்கும் என்பதைக் கொஞ்சம் சிந்தித்துப் பாருங்கள்.

இப்பொழுது ஒரு கேள்வி எழலாம். எப்படியும் உண்ட உணவு ஜீரணிக்கப்பட்டு அது உடலில் (கல்லீரல், தசை போன்ற உறுப்புக்களில்) சேமிக்கப்பட்டு, பின்பு தேவைப்படும்போது அதை உடம்பு பயன்படுத்திக்கொள்ளும் அல்லவா?

பசி இல்லாமல் உண்ணப்படும் உணவின் பெரும் பகுதி கழிவாகவே வெளியேற்றப்படும். இரத்த நாளங்களில் கிரகிக்கப்படும் உணவு மிகக் குறைவாகவே இருக்கும்.

இப்படிக் குறைவாகக் கிரகிக்கப்படும் உணவும் திசுக்களுக்குள் செல்ல ஏதுவான மூலப்பொருள்களாக (Glucose, Amino Acids, Fatty Acids, etc.) மாற்றப்படுவதற்கு, வளர்சிதை மாற்றம் (Metabolism) எனும் உடல் இயக்கத்திற்கு அதிக சக்தியைச் செலவு செய்ய வேண்டியிருக்கிறது.

பசித்து உண்ணும் உணவு கிரகிக்கப்பட்டு, சரியான முறையில் பயன்படுத்தப்படும். உடம்பு ஜீரணத்துக்காக செலவிடும் சக்தியைவிட வளர்சிதை மாற்றத்தால் கிடைக்கும் சக்தி பல மடங்கு அதிகமாகவே இருக்கும்.

கூட்டிக்கழித்துப் பார்த்தால் பசித்துப் புசிப்பது நம் உடம்புக்கு இலாபகரமானது.

17

அமிலத்தின் அடாவடி

இந்த அத்தியாயத்தில் பசித்தும் சாப்பிடாமல் இருப்பதால் என்னென்ன பாதிப்புகள் ஏற்படுகின்றன எனப் பார்ப்போம்.

பசி எடுக்கும் நேரத்தில் நாம் உடனே சாப்பிட்டு விடுவோம் என்கின்ற நம்பிக்கையில் நமது வயிறு ஹைட்ரொகுளோரிக் ஆசிட் (Hydrochloric Acid) எனும் அமிலத்தை உற்பத்தி செய்கிறது. இந்த அமிலம் நாம் சாப்பிடும் உணவை ஜீரணம் செய்ய உதவுகிறது.

நாம் சாப்பிடுவதற்குக் கால தாமதம் செய்யும்போது வயிற்றில் உள்ள அமிலம் வயிற்றையே அரிக்க ஆரம்பிக்கிறது.

ஆரம்பகாலத்தில் வயிற்றுத் தசையின் உட்பகுதியில் இருக்கும் சளிச்சவ்வு (Mucous Membrane) அமிலத்தின் அரிப்புத் தன்மையைத் தடுத்துக்கொள்கிறது.

அதுமட்டுமல்லாமல் வயிறு தன்னைத் தற்காத்துக்கொள்ளச் சுருங்கி அமிலத்தை மேல் நோக்கியோ அல்லது கீழ் நோக்கியோ தள்ளிவிடுகிறது.

அடிக்கடி அமிலம் மேல் நோக்கித் தள்ளப்பட்டால் உணவுக் குழாயும் (Oesophagus) வயிறும் (Stomach) சேரும் சந்திப்புப் பகுதியைப் (Gastroesophageal Sphincter) பாதிக்கிறது. இந்த நிகழ்வு அடிக்கடி நடக்குமானால் இந்த சந்திப்புப் பகுதியின் மீள்தன்மை (Elasticity) குறைந்து விரிவடைந்தே இருக்கும்.

இயல்பாக உணவு வயிற்றுக்குள் சென்றதும் உணவுக்குழாய் வயிறு சந்திப்புப் பகுதி சுருங்கி உணவு மீண்டும் உணவுக்குழாயில் செல்லாமல் தடுக்கிறது.

ஆனால், இந்தப் பகுதி எப்பொழுதும் விரிவடைந்தே இருந்தால் வயிறு சுருங்கும்பொழுதெல்லாம் வயிற்றில்

அரைக்கப்படும் உணவின் ஒரு பகுதி உணவுக்குழாய்க்குள் வந்துவிடும். இதை 'எதுக்களிப்பு' என்று சொல்கிறோம்.

உணவுடன் சேர்ந்து அமிலமும் உணவுக்குழாய்க்குள் சென்றால் நெஞ்சு எரிச்சல் ஏற்படுகிறது. இதையே ஆசிட் ரிஃப்ப்லெக்ஸ் டிஸீஸ் (Acid Reflux Disease) அல்லது கேஸ்ட்ரோ ஈஸோஃபேஜியல் ரிஃப்ப்லெக்ஸ் டிஸீஸ் (Gastroesophageal Reflux Disease அல்லது GERD) என்று அழைக்கிறோம்.

சில சமயங்களில் விரிவடைந்த உணவுக்குழாய் - வயிறு சந்திப்பின் வழியே உணவுக்குழாயின் உள்ளே வயிற்றின் ஒரு பகுதி நுழைந்துவிடும். இரைப்பை ஏற்றம் (Hiatus hernia) என்பது இதுதான்.

அமிலத்தின் அடாவடித்தனம் இதோடு நின்றுவிடுவதில்லை. அமிலம் தொண்டைக்குச் சென்று தொண்டைவலி (Pharyngitis), தொண்டைக்கட்டு (Hoarseness of Voice), இருமல் ஆகிய பிரச்சனைகளையும் ஏற்படுத்திவிடுகிறது.

தொண்டையின் மேல் பகுதியையும் காதின் நடுப் பகுதியையும் யூஸ்டேஷியன் குழாய் (Eustachian tube) என்னும் ஓர் உறுப்பு இணைக்கிறது. அமிலம் இந்தப் பகுதியை அடைந்தால் காது நோய்கள் வரலாம்.

வாய்ப்புண், பல் கூச்சம், பல் அரிக்கப்பட்டுச் சொத்தையாதல், ஈறிலிருந்து இரத்தம் கசிதல் ஆகியவையும் அமிலம் வாயைத் தாக்குவதால் ஏற்படும் பிரச்னைகளாகும்.

தொண்டையிலிருந்து அமிலம் மூக்குக்குச் சென்று மூக்குக்கு மேலும் பக்கவாட்டிலும் உள்ள சைனஸ் (Sinus) எனும் பகுதியைப் பாதித்து சைனுசைடிஸ் (Sinusitis) எனும் நோயை உண்டாக்குகிறது.

பசிக்கும் நேரத்தில் சாப்பிடாமல் இருந்து, நேரம் தவறிச் சாப்பிடுவதும், சாப்பிட்டவுடன் படுப்பதும், வெறும் வயிற்றில் தண்ணீர் நிறையக் குடிப்பதும் (இதைப்பற்றி பின்பு பார்ப்போம், கோபம், கவலை, பதற்றம் போன்ற உணர்ச்சிகளும், புகை பிடித்தல், மது அருந்துதல் போன்ற தீய பழக்கங்களும் மேலே சொல்லப்பட்ட பிரச்னைகளை அதிகப்படுத்தும்.

உணவு இல்லாமல் அமிலம் மட்டும் வயிற்றில் இருந்தால் வயிறு இந்த அமிலத்தைக் கீழ் நோக்கியும் தள்ளலாம். சிறு

குடல் (Small Intestine), பெருங்குடல் (Large Intestine), மலக்குடல் (Rectum) ஆகிய உறுப்புகள் வழியே அமிலம் பயணித்து ஆசன வாயை (Anus) வந்தடையும்.

அமிலம் கடக்கும் இடங்களிலெல்லாம் பாதிப்பை உண்டாக்கும். சிறுகுடல் அழற்சி (Enteritis), பெருங்குடல் அழற்சி (Colitis), மலக்குடல் அழற்சி (Proctitis), மூலம் (Piles or Haemorrhoids), பௌத்திரம் (Fistula-in-ano), ஆசனவாய் வெடிப்பு (Anal fissure) போன்ற நோய்களை உண்டாக்கலாம்.

இன்னுமொரு பெரிய பாதிப்பு என்னவென்றால் குடலில் உள்ள நல்ல நுண்ணுயிர்களை (Gut Flora or Gut Microbiota) அமிலம் கொன்றுவிடும்.

இந்த நல்ல நுண்ணுயிர்கள் உணவு ஜீரணமாவதற்கு உதவுகின்றன. வைட்டமின் K, வைட்டமின் B போன்ற நமது உடலுக்குத் தேவையான வைட்டமின்களை இந்த நுண்ணுயிர்கள் தயாரிக்கின்றன.

நோய் உருவாக்கும் கிருமிகளையும் தடுத்து நமது உடலைத் தாக்காமல் பாதுகாக்கின்றன. எதிர்ப்புச் சக்தியையும் அதிகப்படுத்துகின்றன.

சில ஆய்வுகள் குடலில் உள்ள நல்ல நுண்ணுயிர்களுக்கும் நரம்பு மண்டலத்திற்கும் குறிப்பாக மூளைக்கும் தொடர்பு இருக்கிறது என்று அறிவிக்கின்றன. தேவையான நல்ல நுண்ணுயிரிகள் குடலில் இருந்தால் நினைவாற்றல் நன்றாக இருக்கும், பயம், மன சஞ்சலம், படபடப்பு ஆகியவை குறைவாக இருக்கும் என்றும் ஆராய்ச்சியாளர்கள் சொல்லுகிறார்கள்.

பசி எடுத்தும் உடனே சாப்பிடாமல் தாமதம் செய்வதனால் என்னென்ன பிரச்சினைகள் உருவாகின்றன எனப் புரிந்து கொண்டிருப்பீர்கள்.

"பசித்துச் சாப்பிடுவோம்
பசித்த உடன் சாப்பிடுவோம்
ருசித்துச் சாப்பிடுவோம்
பசியுடன் இருப்போருடன்
பகிர்ந்து சாப்பிடுவோம்."

18

தண்ணீர் படும் பாடு

உலகுக்கும் உடலுக்கும் தண்ணீர் இன்றியமையாதது. தண்ணீர் இல்லை என்றால் விவசாயம் இல்லை, சமையல் இல்லை, சுகாதாரம் இல்லை, ஏன் உயிர்களே இல்லை.

'பணத்தைத் தண்ணீர் போலச் செலவு செய்கிறான்'– இது பழங்காலத்திலிருந்து பழக்கத்தில் உள்ள ஒரு சொற்றொடர், ஊதாரித்தனமாகப் பணத்தை அதிகமாக செலவு செய்பவனை இப்படிச் சொல்வார்கள்.

பணத்தைச் சேமிப்பது போலவே தண்ணீரையும் நாம் சேமிக்க வேண்டும். இக்கட்டான நேரத்தில் சேமித்த பணம் எப்படி நமக்குக் கை கொடுக்கிறதோ அப்படியே சேமித்த தண்ணீரும் இக்கட்டான நேரத்தில் நமக்குக் கைகொடுக்கும். தண்ணீரை நம் தேவைக்குத் தகுந்தபடிதான் பயன்படுத்த வேண்டுமே தவிர பிறரின் கட்டாயத்துக்காகப் பயன்படுத்தக் கூடாது.

நாம் குறைந்தது மூன்று லிட்டராவது தண்ணீர் குடிக்கவேண்டும் என்று பல மருத்துவர்களும் மற்ற மருத்துவ ஆர்வலர்களும் கருத்துத் தெரிவிக்கின்றனர்.

ஆனால், என்னைப் பொறுத்தவரை ஒவ்வொருவருக்கும் எவ்வளவு தாகம் எடுக்கிறதோ அந்த அளவுக்குத் தண்ணீர் குடிப்பதே சிறந்தது.

நம் உடம்பில் ஏற்படும் வளர்சிதை மாற்றம் (Metabolism) சில சமயங்களில் தண்ணீரைப் பயன்படுத்திக்கொள்கிறது. சில சமயங்களில் இந்த வளர்சிதை மாற்றம் தண்ணீரை உற்பத்தி

செய்கிறது. இந்த இயக்கம் மனிதருக்கு மனிதர் மாறுபடும்.

சுற்றுப்புற வெப்பம் அதிகமாக இருக்கும்போது உடலின் சூட்டைக் குறைக்க வியர்வை அதிகமாகும். குளிர்காலத்திலும், தொடர்ந்து குளிரூட்டப்பட்ட (Air condition) அறையில் வசித்தாலும், உடலில் தேவைக்கு அதிகமாக தண்ணீர் இருந்தாலும் உடலில் உள்ள அதிகப்படியான நீர் சிறுநீராக வெளியேறும்.

தாகமில்லாமல் தண்ணீர் குடிக்கும்போது தேவைக்கு மேல் உள்ள தண்ணீரை உடல் தக்கவைத்துக் கொள்ளாது. இந்த அதிகப்படித் தண்ணீர் வியர்வையாகவோ சிறுநீராகவோ வெளியேற்றப்படும். இதனால் தண்ணீர் வீணாகிறது.

அதுமட்டுமில்லாமல் அதிகப்படியான தண்ணீரை வெளியேற்ற வியர்வைச் சுரப்பிகளும் (Sweat glands) சிறுநீரகங்களும் அதிகப்படியாக வேலை செய்கின்றன.

தாகம் எடுத்துத் தண்ணீர் குடிக்கவில்லை என்றால் தண்ணீரைப் பயன்படுத்தும் வளர்சிதை மாற்றங்கள் குறைந்துவிடும். தண்ணீரை உற்பத்தி செய்யும் வளர்சிதை மாற்றங்கள் அதிகரிக்கும். வியர்வை, சிறுநீர் உற்பத்தி ஆகியவை குறைந்துவிடும். இந்த மாற்றங்கள் அனைத்தும் உடல் வெப்பத்தை அதிகப்படுத்தும்.

தண்ணீரைத் தேவைக்கு அதிகமாகக் குடிப்பதாலும், தேவைக்குக் குறைவாகக் குடிப்பதாலும் வளர்சிதை மாற்றங்கள், வியர்வைச் சுரப்பிகளின் இயக்கம், சிறுநீரகங்களின் இயக்கம், இரத்த ஓட்டம், இரத்தத்தில் உள்ள தாது உப்புக்களின் (Electrolytes) அளவு ஆகிய அனைத்தும் பாதிக்கப்படுகின்றன.

ஒவ்வொரு தனிமனிதனின் வளர்சிதை மாற்றங்களைப் பொறுத்தும், அவன் அல்லது அவள் வாழும் சுற்றுப்புறத் தட்பவெட்ப நிலையைப் பொறுத்தும் ஒவ்வொரு மனிதனின் தண்ணீர்த் தேவையும் மாறிக்கொண்டே இருக்கும்.

ஒவ்வொருவருக்கும் எவ்வளவு தண்ணீர் தேவை என்பதை அவர்கள் உள்ளுணர்வு அவ்வப்போது தாகத்தின் மூலமாக வெளிப்படுத்திக் கொண்டே இருக்கும். தாகம் எடுக்கும் போதெல்லாம் தேவைக்கேற்பத் தண்ணீர் குடித்துக்கொண்டே இருந்தால் ஆரோக்கியமாக இருப்பதற்கு இது வழி செய்யும்.

தாகம் எடுத்தும் அதனை அலட்சியம் செய்வதும், சோம்பேறித்தனம் போன்ற காரணங்களால் தண்ணீர் குடிக்காமல் இருப்பதும் நமது ஆரோக்கியத்திற்குக் கேடு விளைவிக்கும். தாகமே எடுக்காமல் குறிப்பிட்ட நேரத்தில் குறிப்பிட்ட அளவில் தண்ணீர் குடிக்க வேண்டும் என்று கணக்கு வைத்துத் தண்ணீர் குடிப்பவர்களுக்கும் ஆரோக்கியம் பாதிப்படைவதற்கு வாய்ப்புக்கள் அதிகம் இருக்கின்றன.

இன்றைய காலகட்டத்தில் பெரும்பாலான மக்கள் காலை எழுந்ததும் வெறும் வயிற்றில் அரை லிட்டர் தண்ணீர் அல்லது ஆறு தம்ளர் தண்ணீர் எனக் கணக்கு வைத்து வயிறு முட்ட முட்டக் குடிக்கிறார்கள்.

இப்படித் தண்ணீர் குடிப்பது வயிறு, குடல் ஆகிய பகுதிகளைச் சுத்தப்படுத்துகிறது, உடல் சூட்டைத் தணிக்கிறது, வயிற்றில் உற்பத்தியாகும் அமிலத்தின் வீரியத்தைக் குறைக்கிறது என்றெல்லாம் காரணங்கள் சொல்லுகிறார்கள். ஆனால் இவற்றுக்கெல்லாம் அறிவியல் ஆதாரம் ஏதும் இல்லை.

ஆனால் தாகம் இல்லாமல் காலையில் வெறும் வயிற்றில் தண்ணீர் குடிப்பதனால் ஆரோக்கியம் கெடுவதற்கான வாய்ப்புக்கள் அதிகம் உள்ளன.

இரவு உணவு பெரும்பாலும் நடுநிசிக்கு முன் ஜீரணமாகிவிடும். நடுநிசிக்குப் பிறகு வயிற்றில் அமிலம் உற்பத்தியாக ஆரம்பித்து காலையில் நாம் விழித்தெழும்போது அந்த அமிலம் உணவுக்காகக் காத்திருக்கும்.

அந்த நேரத்தில் நாம் தண்ணீர் அதிகம் குடித்தால் அமிலம் நீர்த்ததாகும். நாம் குடிக்கும் தண்ணீரின் அளவைப் பொறுத்து இந்த நீர்த்த அமிலத்தின் அளவு அதிகமாகும். வயிறு சுருங்கி விரிவடைந்து அதனுடைய இயக்கத்தைச் செய்யும்போது இந்த அமிலம் மேல் நோக்கி உணவுக் குழாய், தொண்டை ஆகிய பகுதிகளுக்குச் செல்லலாம். அல்லது கீழ் நோக்கித் தள்ளப்பட்டுச் சிறுகுடல், பெருங்குடல், மலக்குடல் ஆகிய பகுதிகளுக்குச் செல்லலாம்.

இவ்வாறு வயிற்றை விட்டு மற்றப் பகுதிகளுக்குச் செல்லும் அமிலம் அந்தந்தப் பகுதிகளில் தாக்கத்தை உண்டாக்கி நான் முந்தைய அத்தியாயத்தில் குறிப்பிட்ட நோய்களை உருவாக்கலாம்.

அமிலம் உணவுக்குழாய்க்குள் சென்று நெஞ்செரிச்சலை உண்டாக்கும் GERD என்று அழைக்கப்படும் நோய், வெறும் வயிற்றில் அதிகம் தண்ணீர் குடிப்பவர்களுக்கு அதிகம் ஏற்படக்கூடிய ஒன்றாகும்.

இரவில் அதிக வேலை செய்யாமல் இருக்கும் சிறுநீரகம் காலையில் ஒரே சமயத்தில் அதிகமாகத் தண்ணீர் குடிப்பதால் திடீர் என்று அதிக வேலை செய்யும்; அதனால் சிறுநீரகம் பாதிப்படையும் என சிறுநீரக வல்லுநர்கள் விளக்குகிறார்கள்.

காலையில் வெறும் வயிற்றில் தண்ணீர் குடிக்காமல் ஏதாவது கொஞ்சம் திட உணவு சாப்பிட்டால் வயிற்றில் உள்ள அமிலம் உணவை ஜீரணிக்கப் பயன்படுத்தப்பட்டு, ஜீரணித்த உணவைக் கீழே குடலுக்குள் தள்ளும்.

இந்தக் காலை உணவு நமக்கு மிகவும் அத்தியாவசியமான உணவாகும். இதனை ஆங்கிலத்தில் Breakfast என்பார்கள். இரவு முழுதும் விரதம் இருந்து இந்த விரதத்தைக் காலையில் எழுந்ததும் ஏதேனும் திட உணவு உண்டு விரதத்தை முறிப்பதைத்தான் Breakfast என்று அழைக்கிறோம். தமிழில் இதனை 'பசியாறுதல்' என்று அழைக்கிறோம்.

காலையில் எழுந்ததும் பல் துலக்கிய உடன் இரண்டு பிஸ்கட்டோ, ஒரு ரொட்டித் துண்டோ, இரண்டு ரஸ்க்கு களோ, ஒரு சிறிய வாழைப்பழமோ சாப்பிடலாம்.

பிறகு, நாள்முழுவதும் பசிக்கும் வேலைகளிலெல்லாம் சாப்பிடுவதும் தாகம் எடுக்கும் நேரங்களிலெல்லாம் தண்ணீரோ, மற்ற இயற்கையான பானங்களோ (இளநீர், மோர், நீராகாரம், பழச்சாறு போன்றவை) குடிப்பதும் ஆரோக்கியத்தைப் பலப்படுத்தக் கூடியதாகும்.

19
பிடித்ததெல்லாம் ஆரோக்கியத்திற்கு நல்லதா?

உணவில் சிறந்த உணவு எது என்று நாம் பார்க்கும்போது, எந்த உணவு மூன்று முக்கியக் குணங்களைக் கொண்டிருக்கிறதோ அந்த உணவே சிறந்த உணவு என்று பார்த்தோம்.

இந்த மூன்று குணங்களில் முதலாவதாக, பிடித்த உணவு என்று சொன்னேன்.

என்னிடம் மருத்துவ ஆலோசனைக்காக வருபவர்கள் என்னிடம் கேட்கும் ஒரு முக்கியமான கேள்வி என்னவென்றால் "நமக்கு எது பிடித்திருந்தாலும் அதைச் சாப்பிடுவது ஆரோக்கியத்திற்கு நல்லதா?"

"இல்லை"என்பதே எனது பதில்.

சில நிபந்தனைகளுக்கு உட்பட்டு நமக்குப் பிடித்த உணவுகளைச் சாப்பிடும்போது மட்டும்தான் நமது ஆரோக்கியம் சிறந்து விளங்கும். இல்லையேல் அந்தப் பிடித்த உணவே நமது ஆரோக்கியத்தைக் கெடுத்துவிடும்.

அந்த நிபந்தனைகள் என்ன என்பதை இந்த அத்தியாயத்தில் பார்ப்போம்.

நிபந்தனை 1:
பிடித்த உணவு இயற்கையில் கிடைக்கும் உணவாக இருக்கவேண்டும்.

நவீன உலகில் கிடைக்கும் உணவுகளை இரண்டு வகைகளாகப் பிரிக்கலாம். ஒன்று இயற்கையில் கிடைக்கும் உணவு (Natural Food). மற்றொன்று நாம் செயற்கையாக உருவாக்கும் உணவு (Artificial or Unnatural Food).

நமக்குப் பிடித்த உணவு இயற்கையான உணவாக இருந்தால் மட்டும்தான் நமது ஆரோக்கியத்தை மேம்படுத்தும். செயற்கை உணவுகள் பெரும்பாலும் நமது உடல் ஆரோக்கியத்திற்கும், மன ஆரோக்கியத்திற்கும் கேடு விளைவிக்கும்.

சிலர் கேட்கலாம், “ஐயா, எனக்கு மது அருந்துவது ரொம்பப் பிடிக்கும், குடிக்கலாமா?” என்று.

மது என்பது இயற்கையில் கிடைக்கும் உணவல்ல. மாறாக இது மனிதனால் தன்னை உற்சாகப்படுத்திக் கொள்ளச் செயற்கையாக உருவாக்கப்பட்ட ஒரு போதைப் பொருளாகும். போதை மருந்துகள், சிகரெட் போன்ற புகையிலைப் பொருள்கள் அனைத்தும் இவ்வகையைச் சார்ந்தவையே.

அடுத்த கேள்வி. “புகையிலை (Tobacco), கஞ்சா (Cannabis), அபீன் (Opium) ஆகியவை தாவரங்களிலிருந்து கிடைக்கும் இயற்கைப் பொருள்கள்தானே. அதேபோல் கள் (Toddy), ஒயின் (Wine), பிராண்டி (Brandy), விஸ்கி (Whisky) போன்ற மது வகைகள் பனை, திராட்சை, பார்லி போன்ற இயற்கை வளங்களிலிருந்துதானே தயாரிக்கப்படுகின்றன. ஆகவே, அவற்றையும் இயற்கை உணவாகவே எடுத்துக்கொள்ளலாமே” என்று சிலர் கேட்கலாம்.

என்னைப் பொறுத்தவரையில் விலங்குகள் அனைத்தும், மனிதனின் கட்டாயப்படுத்துதல் இல்லாமல் தாமாகச் சாப்பிடும் உணவுகள் அனைத்தும் இயற்கை உணவுகள் ஆகும்.

சில வக்கிரபுத்தி உள்ள மனிதர்கள் விலங்குகளுக்கு மதுவையும், புகையிலைப் பொருள்களையும் ஊட்டிவிட்டு வேடிக்கை பார்ப்பார்கள். ஆனால், எந்த விலங்கும் இத்தகைய பொருள்களைத் தாமாகத் தேடிச் சென்று சாப்பிடுவதில்லை.

ஆனால், சில விலங்குகள் தாமாகத் தேடிச் சென்று இலைகளையும், காய்களையும், கனிகளையும் சாப்பிடும். வேறு சில விலங்குகள் மற்ற விலங்குகளை வேட்டையாடிச் சாப்பிடுகின்றன. பாலையும், முட்டையையும் சில விலங்குகள் சாப்பிடுகின்றன.

உணவுச் சங்கிலித் (Food Chain) தொடரில் மனிதன் உச்சத்தில் இருக்கிறான். தனக்குக் கீழே இருக்கும் உயிரினங்களைத் தன் தேவைக்குப் பயன்படுத்திக்கொள்வதும் அதே சமயத்தில் அவற்றைப் பாதுகாப்பதும் மனிதனின் கடமையாகும்.

செயற்கை உணவு தவிர்க்கப்பட வேண்டிய உணவாயினும், இவற்றை முழுவதும் தவிர்ப்பது முடியாத ஒன்றாகும்.

எல்லா அறிவியல் வளர்ச்சியும் இருமுனைக் கத்தி போல. அறிவியல் வளர்ச்சி ஒரு பக்கம் நம் வாழ்க்கையை மேம்படுத்துகிறது. இன்னொரு பக்கம் ஏதேனும் ஒரு தீங்கையும் ஏற்படுத்திவிடுகிறது[1].

சிறந்த முறையில் தயாரிக்கப்படும் சில செயற்கை உணவுகள் எப்போதாவது சாப்பிடலாம். ஒவ்வாமை (Allergy) இல்லாதவர்கள் எப்பொழுதாவது செயற்கை உணவுகளைச் சாப்பிடுவதால் பெரிதாகத் தீங்குகள் வருவதில்லை. இத்தகைய உணவுகளை அதிகமாகவும், தொடர்ந்து சாப்பிட்டு வந்தாலுமே? தீங்குகள் அதிகம் ஏற்படும்.

உணவுத் தட்டுப்பாட்டுக் காலங்களிலும், பயணம் செல்லும் பொழுதும், உணவுக் குறைபாடுகளினால் ஏற்படும் நோய்களுக்கும் செயற்கை உணவுகள் நமக்குப் பெரிதும் பயன்படுகின்றன.

இப்பொழுது நிலவும் தட்பவெட்ப சூழ்நிலை, சமூக சூழ்நிலை, அரசியல் சூழ்நிலை, பெருநிறுவனங்களின் ஆதிக்கம், மக்கள் தொகை, விவசாயத்திற்குக் கிடைக்கும் நிலத்தின் அளவு, விவசாயம் செய்ய வருவோரின் எண்ணிக்கை ஆகியவற்றைக் கணக்கில் எடுத்துக்கொண்டு ஆராய்ந்தால் வரும் காலங்களில் எந்த அளவுக்கு இயற்கை உணவு கிடைக்கும் என்பது ஒரு பெரிய கேள்விக்குறிதான்.

நிபந்தனை 2:

நமக்குப் பிடித்த உணவு, நம் முன்னோர்கள் வழி வழியாக உண்ணும் உணவாக இருப்பது சிறந்தது.

நாம் ஒவ்வொருவரும் தனி மனிதனாக இருந்தாலும் நாம் நம் முன்னோர்களின் தொடர்ச்சியாகவே இருக்கிறோம். பரம்பரை பரம்பரையாக மனிதப் பரிணாம வளர்ச்சி (Human Evolution) நம்மை மேலும் மேலும் சிறப்பானவர்களாக ஆக்கி நம் இனத்தை அழிவிலிருந்து காப்பாற்றி எதிர்காலத்திற்கு எடுத்துச் செல்கிறது.

1– எந்த ஒரு விஷயத்திலும் நேர்மறையும் எதிர்மறையும் ஒன்றாகவே இணைந்திருக்கும் என்ற உண்மையை முன்பே பார்த்தோம்.

நம் வாழ்வைச் செப்பனிட அவ்வப்பொழுது நமது மரபணுக்களில் (Genes) சில மாற்றங்கள் (Mutation) ஏற்பட்டாலும் இந்த மாற்றங்கள் மிக மிக மெதுவாகப் பல தலைமுறைகள் கடந்து ஏற்படும்.

இந்த மாற்றங்களில் உணவு மாற்றங்களும் ஒன்று. பல தலைமுறைகளாக நம் முன்னோர்கள் என்ன உணவுகள் சாப்பிட்டார்களோ அதற்கு தகுந்தபடி ஜீரண உறுப்புக்களை இயக்குவதற்கும், ஜீரண சுரப்பிகளை இயக்குவதற்கும், ஜீரண திரவங்களின் (Enzymes) அளவை நிர்ணயிப்பதற்கும் வேண்டிய மரபணுக்கள் நம் தாய் தந்தையரின் உடம்பில் இருக்கும். நமது உடம்பிலும் அந்த மரபணுக்களே பெரும்பாலும் இருக்கும்.

நமது முன்னோர்கள், குறிப்பாக நமது தாய் தந்தையர்கள் சாப்பிட்ட உணவு வகைகளையே நாமும் சாப்பிட்டால் நமது ஜீரண உறுப்புக்களும், ஜீரண திரவங்களும் அத்தகைய உணவை எளிதில் ஜீரணித்துவிடும். வளர்சிதை மாற்றங்களும் (Metabolism) சிக்கலின்றி செயல்படும்.

பல தலைமுறைகளாக சைவ உணவை மட்டுமே சாப்பிட்டு வருபவர்கள் இந்தத் தலைமுறையில் திடீர் என்று அசைவ உணவுக்கு மாறினால் அவர்கள் நோய்வாய்ப்படுவதற்கு அதிக வாய்ப்புகள் உள்ளன.

அதேபோல் அசைவ உணவைச் சாப்பிடும் பரம்பரையில் வந்தவர்கள் இந்தத் தலைமுறையில் அசைவத்தை முழுதும் புறக்கணித்து முழுவதுமாக சைவ உணவை மட்டுமே சாப்பிட்டால் ஆரோக்கியம் கெடுவதற்கு வாய்ப்புகள் ஏராளம்.

நிபந்தனை 3:

நமக்குப் பிடித்த உணவு, நாம் பிறந்து வளர்ந்த பகுதியிலேயே உற்பத்தியாகி எளிதில் கிடைக்கும் உணவாக இருப்பது சிறந்தது.

ஓர் எடுத்துக்காட்டின் மூலமாக இதனை விளக்குகிறேன். நம்மிடம் ஒரு மாருதி கார் இருப்பதாக வைத்துக்கொள்வோம். அதில் கிளட்ச் பிளேட் தேய்ந்து விட்டது, அதனை மாற்ற வேண்டும் என்றால் நமது காரின் மாடலுக்கு ஏற்ற க்ளட்ச் பிளேட்டை மாருதி நிறுவனத்திலிருந்தோ, மாருதி நிறுவனத்திற்காக உதிரிப் பாகங்களைத் தயாரிக்கும் இதர

நிறுவனங்களிலிருந்தோதான் வாங்க வேண்டும். அப்போதுதான் பொருத்தம் (Compatibility) சரியாக இருக்கும்.

மாருதி காருக்கு வேண்டிய உதிரிப் பாகத்தை பி.எம். டபுள்யூ. (BMW) நிறுவனத்திலிருந்து வாங்கிப் பொருத்தினால் என்னவாகும்? பொருந்தாது அல்லவா? சிறந்த தயாரிப்பு என்று விலை அதிகம் கொடுத்து வாங்கினாலும் அது மாருதி காருக்குப் பொருந்தவே பொருந்தாது.

இந்த எடுத்துக்காட்டு நமக்கும், நமது உணவுக்கும் பொருந்தும்.

தென்னிந்தியாவில் பிறந்து வளர்ந்த மனிதர்களுக்குத் தென்னிந்திய மண்ணில் வளர்க்கப்படும் தாவரங்களிலிருந்தும் விலங்குகளிலிருந்தும் கிடைக்கும் உணவே பொருத்தமான உணவாக இருக்க முடியும். வட இந்தியாவிலிருந்தும், வெளிநாடுகளிலிருந்தும் இறக்குமதியாகும் உணவுகள் தென்னிந்திய மக்களுக்குப் பொருத்தமானதாக இருக்க முடியாது.

சீன மக்களுக்கு சீன நாட்டின் உணவுகளும், இத்தாலி நாட்டினருக்கு இத்தாலிய உணவுகளும் மட்டுமே பொருந்தும்.

உலகமயமாக்குதல் (Globalization) எனும் பெயரில் பெரும் நிறுவனங்கள் இலாபம் ஈட்டவும் அரசியல் ஆதாயத்திற்காகவும் எல்லா உணவுகளும் எல்லா இடங்களிலும் கிடைக்கும்படிச் செய்வதால் மறைமுகமாக நாம் நமக்காக இயற்கை உருவாக்காத உணவுகளை உண்ண நிர்பந்தப்படுத்தப்படுகிறோம். பொருத்த மில்லாத உணவை (Incompatible Food) சாப்பிட்டு நமது ஆரோக்கியத்தைக் கெடுத்துக்கொள்கிறோம்.

நிபந்தனை 4:

நமக்குப் பிடித்த உணவு, அந்தந்தப் பருவ காலங்களில் கிடைக்கக் கூடிய உணவாக இருந்தால் மிகவும் நல்லது.

நமது உடல் இயக்கங்கள் பருவ காலத்துக்குத் தக்கபடி கொஞ்சம் மாறும். வளர்சிதை மாற்றம், உடலின் வெப்பக் கட்டுப்பாடு போன்ற மாற்றங்களுக்கு உணவு உறுதுணையாக இருக்கிறது.

ஒரு குறிப்பிட்ட பருவ காலத்தில் ஏற்படும் உடல் இயக்க மாற்றங்களுக்குத் தக்கபடி இயற்கை தேவையான உணவுகளை அந்தப் பருவ காலத்தில் நமக்குக் கிடைக்கும்படிச் செய்கிறது.

வேனிற்காலத்தில் நமது உடலுக்குத் தண்ணீர்ச் சத்தும் தாது உப்புக்களும் அதிகம் தேவைப்படுவதால் இவை அதிகம் உள்ள இளநீர், நுங்கு, தர்பூசணி, மாம்பழம் போன்ற உணவு வகைகள் வேனிற்காலத்தில் நமக்குக் கிடைக்கின்றன.

வைட்டமின் C சத்துள்ள புளிப்புச் சுவை கொண்ட பழங்கள் பெரும்பாலும் குளிர்காலத்தில் கிடைக்கின்றன. குளிர்காலத்தில் வரக்கூடிய தடுமன் (சளி) (Cold), இன்ஃபுளுயன்ஸா (Influenza) போன்ற வைரஸ் (Virus) கிருமிகளால் ஏற்படும் நோய்களுக்கு எதிராக நோய் எதிர்ப்புச் சக்தியை அதிப்படுத்தும் தன்மை வைட்டமின் C க்கு உள்ளது.

மேற்கண்ட நான்கு நிபந்தனைகளுக்கு உட்பட்டு விரும்பிய உணவைச் சாப்பிடுவது ஆரோக்கியத்திற்கு நல்லது.

20

உடற்பயிற்சி

இன்றளவில் எங்கு பார்த்தாலும் உடற்பயிற்சி, நடைப்பயிற்சி போன்ற வார்த்தைகள் அதிக அளவில் பயன்படுத்தப்படுகின்றன.

உடற்பயிற்சி நமக்கு அவசியமா? எந்த மாதிரியான உடற்பயிற்சிகள் நாம் செய்யவேண்டும்? எவ்வளவு நேரம் செய்ய வேண்டும்?

பெரும்பாலானோர் இந்தக் கேள்விகளுக்கு விடை கிடைக்காமல் குழம்பி இருக்கிறார்கள்.

நான் ஏற்கெனவே கூறியது போல ஒவ்வொரு தனிமனிதனின் தேவையும் வெவ்வேறாக இருக்கும். உடற்பயிற்சியும் இதற்கு விதிவிலக்கல்ல.

எல்லா விலங்குகளும் நகரும் தன்மை உடையவையாகும். சிறிய விலங்குகளிலிருந்து பெரிய விலங்குகள் பரிணாம மாற்றம் அடையும் போது அவற்றின் நகரும் தன்மையும், வேகமும் அதிகரிக்கிறது.

விலங்குகள் பெரும்பாலான நேரங்களில் ஊர்ந்து கொண்டோ, நடந்து கொண்டோ, ஓடிக்கொண்டோ இருக்கின்றன. பறவைகள் அதிக நேரம் பறந்துகொண்டே இருக்கின்றன.

அவற்றுக்கு எவ்வளவு நேரம் நடக்க வேண்டும், எவ்வளவு நேரம் ஓட வேண்டும் அல்லது எவ்வளவு நேரம் பறக்க வேண்டும் என்று தெரியாது.

அவை யாரிடமும் எந்தக் கருத்தும் கேட்காமல் தன்னிச் சையாக தன்னுடைய தேவைக்குத் தகுந்தபடி நடந்து கொண்டும், ஓடிக்கொண்டும், பறந்துகொண்டும் இருக்கின்றன.

மனிதர்களில் ஒரு சில பிரிவினர் மட்டும் தொழில் ரீதியாகவும், தேவைகளின் அடிப்படைகளிலும் உடலுக்குத் தொடர்ந்து வேலை கொடுத்துக்கொண்டே இருக்கிறார்கள். விவசாயிகள், தொழிலாளிகள், நாடோடிகள் ஆகியோர் இதில் அடங்குவர்.

ஆனால் பெரும்பாலான செல்வந்தர்களும், படித்து அலுவலகங்களில் வேலை செய்வோரும், படிப்புக்கு மட்டுமே முக்கியத்துவம் கொடுக்கும் பள்ளி, கல்லூரி மாணவர்களும் உடலுக்கு வேலை கொடுக்காமல் விட்டுவிடுகிறார்கள்.

கைக்குழந்தைகள் பெரியவர்களின் வழிகாட்டுதல் இல்லாமல் கை, கால்களை ஆட்டி ஆட்டி உடலுக்கு வேலை கொடுத்துக் கொண்டே இருக்கின்றன.

சிறிது வளர்ந்த குழந்தைகள் பெரும்பாலும் ஓடியாடி விளையாடிக்கொண்டே இருப்பார்கள்.

குழந்தைகளின் உள்ளுணர்வு அவர்களுக்கு உடலுக்கு வேலை கொடுப்பதின் முக்கியத்துவத்தைச் சொல்லிக்கொடுக்கிறது.

ஆனால், பெரியவர்கள் அந்தக் குழந்தைகளை விளையாட விடாமல் தடுத்து, "எப்பொழுதும் படித்துக்கொண்டே இரு!" எனக் கட்டளை இடுகிறார்கள்.

அதிகம் விளையாடாமல் எப்பொழுதும் படித்துக் கொண்டே இருக்கும் குழந்தைகள் நாளடைவில் சரீர உழைப்பற்ற பழக்கத்திற்கு (Sedentary Habit) அடிமையாகிவிடுகிறார்கள்.

இவர்கள் பெரியவர்கள் ஆனதும் ஊடகங்கள் மூலமாகவும், மருத்துவர்கள் மூலமாகவும், பெரு நிறுவனங்களின் விளம்பரங்கள் மூலமாகவும் உடற்பயிற்சியின் முக்கியத்தை அறிந்துகொண்டு அவர்களின் வழிகாட்டுதலின்படி உடற்பயிற்சி செய்ய ஆரம்பிக்கிறார்கள்.

தனக்கு என்ன மாதிரியான உடற்பயிற்சித் தேவை, எப்பொழுது தேவை, எவ்வளவு நேரம் செய்யப்பட வேண்டும் போன்ற விஷயங்களைத் தன்னுடைய உடற் கட்டமைப்பு, வளர்சிதை மாற்றம், தான் வாழும் சூழ்நிலை ஆகியவற்றுக்கு ஏற்ப மனித உள்ளுணர்வே சொல்லும்.

சிறு வயதிலிருந்தே விளையாட்டுக்கும்[1], உடல் உழைப்புக்கும் பழகிப்போனவர்களுக்கு அவர்கள் வளர்ந்த பின் அவர்கள் உள்ளுணர்வின் வழிகாட்டுதல்படி உடற்பயிற்சி, உடல் உழைப்பு ஆகியவற்றைச் சிரமம் இல்லாமல் இயல்பாகச் செய்ய முடியும்.

சிறு வயதில் சரீர உழைப்பற்றவர்கள் பிறகு உடற்பயிற்சி செய்ய வேண்டும் என்கின்ற நிலை வரும் பொழுது அவர்களின் உள்ளுணர்வு அவர்களுக்குக் கை கொடுப்பதில்லை.

அவர்கள் மற்றவர்களின் வழிகாட்டுதலின்படியே உடற்பயிற்சி செய்ய வேண்டிய சூழ்நிலை ஏற்படுகிறது.

மற்றவர்களின் வழிகாட்டுதலின்படி செய்யப்படும் உடற்பயிற்சிகள் நமக்கு உதவிகரமாக இருக்கலாம் அல்லது உபத்திரமாகவும் மாறலாம்.

நமக்குப் பிடித்துச் செய்யக்கூடிய செயல்களை நமது உடம்பு பெரும்பாலும் ஏற்றுக்கொள்ளும். நமக்குப் பிடிக்காமல் செய்யும் செயல்களை நமது உடலும் வெறுத்துத் தள்ளும்.

உடற்பயிற்சியை உடல் உழைப்பின் மூலமாகப் பெறும்போது பொருளாதார ரீதியாகவும் பயன்பெற முடியும்.

வீட்டில் அரவை இயந்திரங்கள் (Mixie, Grinder), வீடு சுத்தம் செய்யும் இயந்திரம் (Vacuum Cleaner), துணி துவைக்கும் இயந்திரம் (Washing Machine), பாத்திரங்கள் கழுவும் இயந்திரம் (Dish Washer) போன்றவற்றைத் தவிர்த்து அம்மி, குழவிக்கல், கைச் சலவை, துடைப்பம் போன்றவற்றைக் கொண்டு நாமே வேலை செய்யும்போது நமக்குப் பல நன்மைகள் கிடைக்கின்றன.

முதலாவதாக, நமக்குத் தேவையான உடற்பயிற்சி கிடைக்கிறது.

இரண்டாவதாக, இயந்திரங்களுக்கும் மின்சாரத்திற்கும் செய்யும் செலவுகள் பெருமளவில் மிச்சமாகிறது. மின்சாரத்தால் ஏற்படும் விபத்துக்களும் தவிர்க்கப்படும்.

1- இங்கு விளையாட்டு என்று குறிப்பிடப்படுவது வெளிப்புற விளையாட்டுக்களையே (Outdoor Games). சீட்டு விளையாட்டு, ஒளித்தோற்ற விளையாட்டு (Video Games) போன்ற உள்புற விளையாட்டுக்கள் (Indoor Games) உடற்பயிற்சி ஆகாது. இவை பொழுதுபோக்கும் அம்சங்கள் மட்டுமே.

மூன்றாவதாக, உடற்பயிற்சி நிலையங்களுக்குச் (Gym) செலுத்த வேண்டிய பெருந்தொகையும் சேமிக்கப்படுகிறது.

வீட்டு வேலைகள் என்பது பெண்கள் மட்டுமே செய்யும் வேலைகள் என்று எண்ணாமல் ஆண்களும் இவ்வேலைகளில் பங்கெடுத்துச் செய்தால் ஆண்களுக்கும் உடற்பயிற்சி கிடைக்கும். பெண்களின் வேலைப் பளுவும் குறையும்.

பெரும்பாலானோர் பக்கத்தில் உள்ள கடைக்குச் சென்று பொருள்கள் வாங்க வேண்டும் என்றாலும் இரு சக்கர வாகனங்கள் போன்ற தானியங்கி வாகனங்களை (Automobiles) பயன்படுத்துகிறார்கள்.

அதற்குப் பதிலாக நடந்து சென்றோ மிதிவண்டியில் சென்றோ பொருள்கள் வாங்கி வரலாம். இதன்மூலமாக எரிபொருளையும் மிச்சப்படுத்தலாம், உடலுக்கும் பயிற்சி கிடைக்கும்.

ஒரு முக்கிய குறிப்பு:

விளையாட்டு வீரர்களாகப் பரிணமிக்க விரும்புகிறவர்களும், கட்டுமஸ்தான உடம்புடன் பயில்வான்களாக ஆக நினைப்பவர்களும் உடலுக்குப் படிப்படியாகப் பயிற்சி கொடுத்து, தான் நினைக்கும் நிலைக்குத் தன்னைக் கொண்டு வரவேண்டும்.

அந்த நிலையை அடைய அவர்களுக்குத் தனிப்பட்ட, விசேஷ உடற்பயிற்சி தேவைப்படும். அவர்கள் வியாபார ரீதியில் செயல்படும் உடற்பயிற்சிக் கூடங்கள் (Gym) சென்றோ, தனது வீட்டிலேயே சிறிய அளவில் உடற்பயிற்சிக் கூடத்தை (Home Gym) அமைத்தோ உடற்பயிற்சி செய்யலாம்.

அப்படிச் செய்பவர்கள் குளிர்சாதனம் (A/C) பொருத்தப் பட்ட அறைகளில் உடற்பயிற்சி செய்வதைத் தவிர்த்து, திறந்த வெளியில் உடற்பயிற்சி செய்வது நல்லது என்பது எனது தனிப்பட்ட கருத்து.

உடற்பயிற்சி செய்யும்போது உடலில் அதிகமாக வளர்சிதை மாற்றம் ஏற்படும். இதன் விளைவாக உடல் வெப்பம் அதிகமாகும். வியர்வையின் மூலமாக உடல் வெப்பம் குறைக்கப்படும்.

குளிரூட்டப்பட்ட அறைகளில் உடற்பயிற்சி செய்யும்போது வியர்வை வெளியேற்றம் குறைக்கப்பட்டு, வெப்பம் வெளியேற்றப் படாமல் தடுக்கப்படுகிறது.

உடலின் உட்புற வெப்பம் அதிகமாகவும், வெளிப்புற வெப்பம் குறைவாகவும் இருக்கும் நிலையில் உடல் இயக்கம் பாதிக்கப்பட்டு ஆரோக்கியம் கெட்டுப்போகும் அபாயம் அதிகம் உள்ளது.

21

தூக்கம்

ஒரு தாயின் புலம்பல் – "எங்கள் பெண் குழந்தை இரவு முழுவதும் தூங்காமல் அழுதுகொண்டே இருக்கிறாள். எனக்கும் எனது கணவருக்கும் தூக்கம் கெட்டு எங்கள் அமைதியே போய் விடுகிறது..!"

''எனது பையன் விடிந்த பின்னும் தூங்கிக்கொன்டே இருக்கிறான். அவனை எழுப்பி, பள்ளிக்கு அனுப்புவதற்குள் நாங்கள் படாத பாடுபடுகிறோம்..!" – இது மற்றுமொரு தாயின் புலம்பல்.

"எனது மகன் இரவெல்லாம் கைபேசியுடன் விளையாடிக் கொண்டிருந்துவிட்டு பகலெல்லாம் தூங்குகிறான்..!" – இது பெரும்பாலான பெற்றோர்களின் உள்ளக்குமுறல்.

''இரவு முழுவதும் தூக்கமின்றித் தவித்து, பகலில் அலுவலகத்தில் தூக்கக் கலக்கத்துடன் வேலை செய்ய முடியாமல் அவதிப்படுகிறேன்..!" – இது மத்திய வயதினரின் வருத்தம்.

''தூக்கமே வருவதில்லை என்று புலம்புகிறார்கள். ஆனால், நாங்கள் பார்க்கும்போதெல்லாம் தூங்கிக்கொண்டே இருக்கிறார்கள்..!" – இது வயதான பெற்றோர்களைப் பற்றி அவர்கள் பிள்ளைகள் சொல்லும் புகார்.

நிம்மதியற்றத் தூக்கம் பலரையும் வாட்டுகிறது. அதே சமயம் தூக்கத்தைப் பற்றிய கருத்துகள் பலவாக பவனி வருகின்றன.

தூக்கத்தைப் பற்றிய நமது புரிதல் என்ன?

தூக்கம் ஒவ்வொருவருக்கும் இன்றியமையாதது என்பதில் எள்ளளவும் சந்தேகம் இல்லை.

பசி, தாகம், மூச்சு போன்று தூக்கமும் அனைத்து உயிரினங்களுக்கும் பொதுவான ஓர் உள் இயக்கியாகும் (Internal drive).

இத்தகைய உள் இயக்கிகள் இல்லை என்றால் உயிரினங்கள் அழிந்தே போகும்.

மனிதனும் உயிர் வாழ இத்தகைய இயக்கிகள் அவசியம்.

அன்றாடம் நாம் செய்யும் வேலைகளால் நமது உடல் சக்தி குறைந்து பலவீனம் அடைகிறோம்.

தூக்கம் நமது உடல் சக்தியை மீட்டுத் தருகிறது.

எப்படி மின்னணு சாதனங்களின் (Electronic gadgets) மின்கலங்கள் (Batteries) அவ்வப்பொழுது மின் ஏற்றம் (Electric charge) செய்யப்பட வேண்டுமோ, அதேபோல் ஒவ்வொரு மனிதனும் தூக்கத்தைக் கொண்டு இழந்த சக்தியை மீட்க வேண்டும்.

எப்பொழுது தூங்க வேண்டும், எவ்வளவு நேரம் தூங்க வேண்டும், எப்படித் தூங்க வேண்டும் போன்ற கேள்விகள் எல்லோருக்கும் உதித்துக்கொண்டே இருக்கும்.

நான் ஏற்கெனவே பல அத்தியாயங்களில் குறிப்பிட்டது போல நமது உள் இயக்கிகள் அனைத்தும் நமக்குத் தாமாக உருவாகும் உந்துதல்களாகும்.

இத்தேவைகளை நமது அறிவைக் கொண்டு பூர்த்தி செய்வதை விட நமது உள்ளுணர்வை அல்லது ஞானத்தைக் கொண்டு பூர்த்தி செய்வதே நமக்குச் சிறப்பான பலன் தரும்.

குழந்தைகள் அதிக நேரம் தூங்குவது பல வகைகளில் அவர்களுக்குப் பயன் அளிக்கும்.

குழந்தைகளின் வளர்ச்சி, முக்கியமாக எலும்பு வளர்ச்சி தூக்கத்தில்தான் ஏற்படுகிறது என்பது அறிவியல் பூர்வமாக நிரூபிக்கப்பட்ட ஓர் உண்மையாகும்.

அறிவு வளர்ச்சியும் தூக்கத்தில் அதிகமாகிறது. குழந்தைகள் அன்றாடம் காணும் காட்சிகளும் கேட்கும் செய்திகளும் உணரும் உண்மைகளும் தூக்கத்தில் வகைப்படுத்தப்பட்டு மூளையில் பதிவேற்றம் செய்யப்படுகின்றன. கனவு என்பது இந்த வேலையைச் செய்யும் ஒரு கருவியாகும்.

அனைத்து வயதினருக்கும் தூக்கம் கீழ்க்கண்ட நன்மைகளைத் தருகின்றன:
- அன்றாட வாழ்க்கையில் ஏற்படும் மன அழுத்தங்கள் குறைந்து மன அமைதியைக் கொடுக்கும்.
- உடல் ஆரோக்கியமாகவும் வலிமையாகவும் இருக்க உதவும்.
- நினைவாற்றலை அதிகப்படுத்தும்.
- மன நோய், இதய நோய், நரம்பு நோய் போன்ற நோய்கள் வராமல் தடுக்கவோ, அவற்றின் தாக்கத்தைக் குறைக்கவோ உதவும்.

சாமுவேலும், சாமுவேலின் மனைவியும் அவர்களின் மூன்று வயதுள்ள ஒரே மகன் ஜானை பற்றிச் சொல்வதைப் பார்ப்போம்.

"எனது மகன் இரவு முழுவதும் தூங்காமல் எங்களது தூக்கத்தையும் கெடுத்துவிடுகிறான். காலையில் அதிக நேரம் தூங்குகிறான். அதனால் அவனைப் பள்ளிக்கு அனுப்புவதும், நாங்கள் அலுவலகம் செல்வதும் தாமதமாகி விடுகிறது."

அவர்கள் சொல்ல மறுத்த அல்லது மறந்த விஷயங்களை நான் வெவ்வேறு கேள்விகள் மூலம் வெளிக்கொணர்ந்தேன்.

"நாங்கள் எங்களது அலுவலகங்களிலிருந்து வீடு திரும்பக் கிட்டத்தட்ட இரவு ஆகிவிடுகிறது. வரும் வழியில் குழந்தைகள் காப்பகத்திலிருந்து எங்கள் மகனை அழைத்துக் கொண்டு வந்துவிடுகிறோம்.

"வீடு வந்த பிறகு சமையல் செய்து சாப்பிட்டு, குழந்தைக்கும் ஊட்டிவிட்டு, பிறகு படுக்கைக்குச் செல்கிறோம்.

"படுக்கையில் எங்களது பொழுதுபோக்கிற்காகத் தொலைக் காட்சியில் சில நிகழ்ச்சிகளைப் பார்க்கிறோம். சில நாட்களில் அலுவலக வேலைக்காகவோ, மின்னஞ்சல் அனுப்புவதற்காகவோ மடிக்கணினியைப் பயன்படுத்துகிறோம். இதனால் நாங்கள் உறங்கச் செல்வதற்கு கிட்டத்தட்ட 12 அல்லது 1 மணி ஆகிவிடுகிறது.

"இதில் கொடுமை என்னவென்றால் எங்களுடன் சேர்ந்து எங்கள் மகனும் விழித்துக்கொண்டே இருக்கின்றான். அவன் அழாமல் இருப்பதற்காக எங்கள் கைபேசியில் ஏதாவது பாடல்

காட்சியைப் போட்டுவிடுவோம். நாங்கள் தூங்கிய பிறகுதான் அவன் தூங்குவான்."

குழந்தைகளின் ஆரம்பக் கால ஆசிரியர்கள் பெற்றோர்களே. பெற்றோர்களே குழந்தைகளுக்கு முன்மாதிரிகளாக (Role Models) இருக்கிறார்கள். குழந்தைகள் காணும் அளவுக்கு நாம் செய்யும் பெரும்பாலான செயல்களை அவர்கள் அப்படியே பின்பற்றுவார்கள்.

குழந்தைகள் இரவில் சீக்கிரமாகத் தூங்க வேண்டும் என்றால் முதலில் பெற்றோர்கள் சீக்கிரமாகத் தூங்கும் பழக்கத்தைக் கடைப்பிடிக்க வேண்டும்.

நமது குழந்தை சீக்கிரம் தூங்க வேண்டும் என்றால் நாம் எப்பொழுது தூங்கவேண்டும் என்று நினைக்கிறோமோ அதற்குக் குறைந்தது அரை மணி நேரத்திற்கு முன்பாக விளக்குகளை அணைத்துவிட வேண்டும். ஒளி, ஒலி ஆகியவற்றை உமிழும் சாதனங்களை அணைத்துவிட வேண்டும் அல்லது தற்காலிகமாகச் செயல் இழக்கச் செய்ய வேண்டும்.

சாமுவேல், அவரின் மனைவி இருவருக்கும் அன்றாட வாழ்க்கை முறையில் சில மாற்றங்களைச் செய்யச் சொல்லி அவர்களுக்கு அறிவுறுத்தினேன்.

அவர்கள் இரவு 9:30 மணிக்கெல்லாம் விளக்குகள், மின்னணுச் சாதனங்களை அணைத்துவிட்டு படுக்கைக்குச் செல்ல ஆரம்பித்தார்கள். இதன் பலனாக கிட்டத்தட்ட மூன்று மாத காலத்தில் ஜானும் இரவு 10:00 மணிக்கெல்லாம் தூங்க ஆரம்பித்துக் காலை 7:00 மணிக்கெல்லாம் விழித்துக்கொள்ள ஆரம்பித்தான்.

இந்த மாற்றத்திற்குப் பிறகு ஜானின் கவனம் அதிகரிக்க ஆரம்பித்தது. கல்வியிலும் விளையாட்டிலும் ஆர்வம் அதிகமாகி அவனின் ஆரோக்கியமும் மேம்படத் தொடங்கியது.

ஜானுக்கு மட்டுமல்ல சாமுவேலுக்கும் திருமதி சாமுவேலுக்கும் கூட ஆரோக்கியம் மேம்பட்டு வருகிறது[1].

1– ஒரு மருத்துவர் தன்னிடம் சிகிச்சைக்காக வரும் அல்லது அழைத்து வரப்படும் நோயாளிக்கு வெறும் மருந்து கொடுப்பது மட்டுமல்லாமல் அவர்களுக்குத் தகுந்த வாழ்க்கை முறையையும் சொல்லிக்கொடுத்தால் அந்த நோயாளி மட்டுமல்ல அந்தக் குடும்பமே பயன் பெறும்.

உறக்கம் என்பது சிறு மரணம் என்றும் அழைக்கப்படுகிறது. ஒவ்வொரு நாளும் தூங்கி விழிக்கும்பொழுது நாம் புதுப் பிறவி எடுப்பதாகக் கருதினால் ஒவ்வொரு நாளும் நாம் கொண்டாட வேண்டிய நாளாக மாறும்.

ஒவ்வொரு நாளும் நம்மைப் புதுப் பிறவியாகக் கருதுவதனால் நாம் கீழ்க்கண்ட பலன்களை அடையலாம்:

- கடந்தகால கசப்பான நிகழ்வுகளையும், எண்ணங்களையும் மறந்து புதிய இனிய பயணத்தை மேற்கொள்ளலாம்.
- அடுத்தநாள் புதிய நாளாக உருவாகும் எனும் எண்ணம், வரும் காலத்தைப் பற்றிய பயத்தைப் போக்கி இன்றைய நாளைக் கொண்டாட வைக்கும்.
- இன்று எனும் ஒரு நாளைக்கு மட்டும் முக்கியத்துவம் கொடுக்கும் பொழுது அந்த ஒரு நாளில் நாம் செய்யும் அனைத்துச் செயல்களையும் கவனத்துடன் செய்ய முடியும். நமது செயல்கள் சிறப்பானதாக அமையும்.
- ஒருநாள் மட்டும் சிறப்பாக வாழும்பொழுது நமது மன அழுத்தம் குறைகிறது; ஆரோக்கியம் மேம்படுகிறது.
- ஒவ்வொரு சிறு மரணத்தையும் அதாவது உறக்கத்தையும் முழுமையாக அனுபவித்துப் புதிது புதிதாகப் பிறவி எடுக்கும்பொழுது நாம் வாழும் நாள்கள் அதிகமாகிக்கொண்டே இருக்கும்.
- ஒவ்வொரு நாளும் புதிதாகப் பிறக்கும்பொழுது முதுமை நம்மைக் கடந்துபோகும்.

22

முதுமை

எந்த ஒரு பொருளை எடுத்துக்கொண்டாலும் அது பழசு ஆக ஆகத் தேய்ந்து கொண்டே போகிறது. புதிதாக இருக்கும் பொழுது உள்ள மெருகு குறைந்து மங்கிப்போகிறது. அதன் உபயோகத் தன்மையும் குறைந்து போகிறது. நாளடைவில் அப்பொருள் அழிந்தே போகிறது¹.

இந்த நிலை உயிரற்ற பொருட்களுக்கு மட்டுமல்ல தாவரங்கள், விலங்குகள் மற்றும் மனிதர் அனைவருக்கும் பொருந்தும். இந்த நிலை கருத்துக்கள், கோட்பாடுகள், சித்தாந்தங்கள் அனைத்துக்கும் பொருந்தும்.

உருவாகின்ற அல்லது உருவாக்கப்பட்ட ஒன்று எந்தத் தேவைக்காக உருவாக்கப்பட்டதோ அந்தத் தேவை நிறைவேறியதும் அது மறுசுழற்சி செய்யப்பட்டுக் காலத்துக்கேற்பப் புது வடிவம் பெறும்.

உயிரினங்கள் அனைத்தும் பிறந்து, வளர்ந்து, தனக்காகவும், பிறருக்காகவும் வாழ்ந்து, பிறகு மறைகின்றன.

இயற்கையான மரணம் என்பது முதுமைக்குப் பின் வரக்கூடியது. ஆனால் சிலர் முதுமைக்கு முன்னரே இறந்து விடுகின்றனர். விபத்துக்களாலோ, இயற்கைச் சீற்றத்தாலோ அல்லது நோய்களாலோ முதுமை அடையாமலே இறந்து விடுகிறார்கள்.

1- உண்மையில் எந்தப் பொருளும் அழிவதில்லை. சிதைந்த பொருட்கள் மறுசுழற்சிக்கு உட்பட்டு வேறு ஒரு பொருளாக உருமாற்றம் அடைகிறது. உயிரற்ற உடல்களும் சிதைந்து அல்லது எரிக்கப்பட்டு தனிமங்களாக மாறி வேறு ஒரு பொருளாக மாறுகிறது.

இளவயதினர் முதுமையைக் கண்டு பயப்படுகிறார்கள். என்னைப் பொறுத்தவரை முதுமைக் காலம் என்பது மகிழ்சியாக தன் எஞ்சிய நாள்களை அனுபவிக்க வேண்டிய காலமாகும்.

முதுமையில் நாம் மகிழ்ச்சியாக வாழவேண்டும் என்றால் நாம் உளமார வாழ வேண்டும். இதனை ஆங்கிலத்தில் 'Mindful Living' என்று சொல்வார்கள்.

உளமார வாழ்வது என்பது நிகழ் காலத்தில் வாழ்வதாகும்.

கடந்த காலத்தில் நாம் அப்படி வாழ்ந்திருக்கலாமோ, இப்படி வாழ்ந்திருக்கலாமோ என்று இப்பொழுது நினைப்பதில் எந்தப் பயனும் இல்லை.

எதிர்காலம் நிச்சயமற்ற ஒன்று. அதனைப்பற்றிக் கவலைப் படுவது நிகழ்காலத்தின் நிம்மதியை அழித்துவிடும்.

நிகழ்கால வாழ்க்கை மட்டுமே நிதர்சனமான, நமது கட்டுப் பாட்டிற்குள்ளே உள்ள வாழ்க்கையாகும்.

முதுமை அடைந்தால் நாம் முழுமையாக பயனற்றவர்களாய் ஆகிவிடுவோம் என்று பலரும் நினைக்கிறார்கள். ஆனால் இப்பருவம் இளைப்பாற வேண்டிய காலமாகும்.

நாம் ஒவ்வொருவரும் பிறந்து, வளர்ந்து, நமக்காகவும், நம் குடும்பத்தினருக்காகவும், பிறருக்காகவும் உழைத்து நாம் செய்த நல்ல செயல்களை எண்ணி மகிழ்ச்சி அடைய வேண்டிய காலமே முதுமைக் காலமாகும்.

ஒவ்வொரு முதியவரிடமும் வெவ்வேறு அனுபவங்கள் பற்பல பாடங்களாக இருக்கும். அவர்களின் வாழ்க்கையில் நடந்த நல்ல நிகழ்வுகள், துயரச் சம்பவங்கள், வெற்றிகள், தோல்விகள் எனப் பல சம்பவங்கள் அவர்களிடம் பதிவுகளாக இருக்கும்.

ஒவ்வொரு முதியவரும் ஓர் உயிருள்ள புத்தகம். இந்தப் புத்தகங்களை இளையவர்கள் முறையாகப் பயன்படுத்திக் கொள்ள வேண்டும். அதாவது, இளைஞர்களும், நடுத்தர வயதினரும் முதியோர்களிடமிருந்து வாழ்க்கைக் கல்வி கற்க வேண்டும்.

முதியவர்கள் தம் குடும்பத்தாருக்கும், தம் தொழில் சார்ந்த பிறருக்கும், தனது சமூகத்திற்கும் ஓர் ஆசானாக, வழிகாட்டியாக, ஆலோசகராக வாழ்ந்தால் வாழ்வதற்கு ஒரு அர்த்தம் (Purpose for Living) இருப்பதை உணர்வார்கள்.

முதுமையில் அர்த்தமுள்ள வாழ்க்கையோடு, வாழ்ந்த களைப்பைப் போக்க இளைப்பாறவும் செய்தால், முதுமை என்பது முதுமையை அடையும் ஒவ்வொருவருக்கும் இறைவன் தரும் பரிசாகும்.

முதுமையை 'இரண்டாம் பிள்ளைப் பருவம்' (Second Childhood) என்றும் அழைக்கலாம்.

குழந்தை பிறந்து சில காலம் வரைக்கும் பெற்றோரையோ அல்லது பெற்றோர் போல் கவனிக்கும் மற்றவரையோ சார்ந்தே இருக்கும். குழந்தை உணவிற்கும், தன்னை சுத்தப் படுத்திக்கொள்ளவும், வெவ்வேறு இடங்களுக்குச் செல்லவும் தனது பெற்றோரைச் (அல்லது மற்றவரை) சார்ந்தே வாழ வேண்டும்.

இத்தகையச் சேவைகளைப் பெற்றோர்கள் பொறுமையுடனும் மன மகிழ்ச்சியுடனும் செய்வார்கள்.

குழந்தைகளின் வளர்ச்சிக்கு எதிர்மறையாக முதியோர்களின் வாழ்க்கை அமைகிறது. வயது முதிர முதிர அவர்கள் தமது உணவுக்காகவும், தம்மைச் சுத்தப்படுத்திக்கொள்ளவும், வெவ்வேறு இடங்களுக்குச் செல்லவும், மருத்துவத் தேவைக்கும் தனது பிள்ளைகளையோ, பணியாளரையோ சார்ந்தே வாழவேண்டி இருக்கிறது.

இத்தருணத்தில் முன்பு பிள்ளைகளாக இருந்தவர்கள் இப்பொழுது பெற்றோராகவும், பெற்றோராக இருந்தவர்கள் இப்பொழுது பிள்ளைகளாகவும் மாறுகிறார்கள்.

முதியோரின் பிள்ளைகளுக்கு இப்பொழுது தனது பெற்றோர் களைப் பராமரிக்கும் வாய்ப்புக் கிடைக்கிறது. இது பிள்ளை களுக்குத் தம் நன்றிக்கடனை நிறைவேற்றக் கிடைக்கும் மிகப்பெரிய வாய்ப்பாகும்.

பிள்ளைகள் தம் பெற்றோருக்குப் பொறுமையுடனும் மன மகிழ்ச்சியுடனும் சேவைகள் புரிந்து வந்தால், அது இருவருக்குமே அதாவது பிள்ளைகளுக்கும் பெற்றோருக்கும் பேரின்பம் தருவதாகும்.

23

இறப்பு

முஹம்மது நபி (ஸல்) அவர்கள் சொல்கிறார்கள்: "ஒரு மனிதன் எப்படி வாழ வேண்டும் என்றால் நாளையே மரணிப்போம் என்று எண்ணி நமது கடமைகளை அன்றே செய்து முடிக்க வேண்டும். அதே சமயத்தில் இன்னும் நூறு வருடங்கள் வாழ்வோம் என நினைத்துத் திட்டங்களைத் தீட்ட வேண்டும்."

நீண்டகாலத் திட்டங்களைத் தீட்டி, அவை வெற்றி அடைய சிறு சிறு பகுதிகளாக மாற்றி, அவற்றை அவ்வப்பொழுது முடித்து வந்தால், நீண்ட காலத் திட்டங்கள் வெற்றி அடையும். நாம் மரணித்தாலும் மற்றவர்கள் நாம் விட்டுச் செல்லும் பணிகளைத் தொடர்ந்து செய்ய முடியும்.

மரணத்தைக் கண்டு பயப்படுபவர்கள் வாழ்க்கையை வாழத் தெரியாதவர்கள்.

வாழும்பொழுது நாம் என்ன செய்கிறோம் என்பதைத் தெளிவாகப் புரிந்துகொண்டு, தனக்கும், தன்னைச் சார்ந்தவர்களுக்கும், மற்றவர்களுக்கும் உதவும் வகையில் வாழ்பவர்கள் நன்கு வாழத் தெரிந்தவர்கள் ஆவர். இவர்கள் மரணத்தை மகிழ்ச்சியுடன் ஏற்றுக்கொள்வார்கள்.

தொடங்கப்பட்ட எந்தச் செயலும் முடிவடைந்தே ஆகவேண்டும். முடிவில்லாமல் தொடர்ந்து போகும் ஒரு திரைப்படத்தை யாராவது தொடர்ந்து பார்க்க முடியுமா? இந்தப் புத்தகத்தை முடிவே இல்லாமல் நான் தொடர்ந்து எழுதிக்கொண்டே இருந்தால் இதனை வெளியிட முடியுமா அல்லது நீங்கள்தான் படிக்க முடியுமா?

முடிவே அடுத்த தொடக்கத்திற்கான ஆரம்பமாகும். ஆரம்பமான ஒன்று முடிவடைவதும், முடிந்த ஒன்று

ஆரம்பமாவதும் ஒரு சங்கிலித் தொடராகத் தொடர்ந்து கொண்டே இருக்கும். இந்த சங்கிலித் தொடர் மட்டும் முடிவற்றது (Infinite).

ஒரு ரோஜா மலர் பூக்கிறது. சில நாள்களில் இதழ்கள் உலர்ந்து கொட்டி விடுகின்றன. ஒரு ரோஜா போய்விட்டதே என்று நாம் கவலைப்பட வேண்டியதில்லை. ஒவ்வொரு நாளும் பல்லாயிரக் கணக்கான ரோஜாக்கள் உருவாகிக்கொண்டேதான் இருக்கின்றன. ஒரு ரோஜா மறையலாம். ஆனால் ரோஜாக் கூட்டங்கள் தொடர்ந்து இருந்து கொண்டே இருக்கின்றன; இருக்கப்போகின்றன. இந்த சங்கிலித் தொடர் முடிவற்றது.

நம் உடலின் உள்ளே உள்ள ஒவ்வொரு செல்லும் சில நாள்களோ, வாரங்களோ இருந்து பிறகு இறந்து விடுகின்றன. செல்கள் அனைத்தும் இறக்காமல் தொடர்ந்து வாழ்ந்துகொண்டே இருந்தால் அவை புற்று நோயாக மாறிவிடும்.

செல்கள் உயிர் வாழும்போது அவற்றின் வேலைகளை ஒழுங்காகவும் மற்ற செல்களுடன் இணக்கமாகவும் செய்திருந்தால் அவை இறந்தாலும் அவை விட்டுச் செல்லும் வேலைகளைப் புதிதாக உருவாகும் செல்கள் தொடர்ந்து செய்கின்றன.

ஒரு செல் இறப்பதினால் முழு மனிதன் இறப்பதில்லை. அதேபோல் ஒரு மனிதன் மரணிப்பதனால் மனிதகுலமே அழிவதில்லை. மனிதகுலம் இருந்துகொண்டே இருக்கும்.

பிறந்த ஒவ்வொரு மனிதனும் இறக்காமல், அதே சமயம் புதிது புதிதாக குழந்தைகள் பிறந்து வளர்ந்துகொண்டே இருந்தால், இது சமுதாயப் புற்று நோயாக மாறும். முடிவில்லா மக்கள் பெருக்கம் முடிவற்ற பிரச்சினைகளை உருவாக்கும்.

'வந்தவரெல்லாம் தங்கிவிட்டால் இந்த மண்ணில் நமக்கே இடமேது.'

கவியரசர் அவர்கள் எழுதிய இந்த வரிகள் வாழ்வின் யதார்த்தத்தைப் புரிந்துகொள்ள உதவுகிறது.

ஒவ்வொரு மதமும் மரண பயத்தைப் பற்றிப் போதிக்கிறது. மரண பயம் நம்மை நல்வழிப்படுத்த மட்டுமே தேவைப்படுகிறது. வாழ்க்கையை நல்ல வழியில் வாழ்ந்தவர்களுக்கு மரண பயம் தேவையில்லை, வருவதுமில்லை.

தன் குடும்பத்தார், நண்பர்கள் மற்ற அன்புக்குரியவர்கள் இறந்துவிடுவார்களோ என்கிற பயம் பலருக்கும் உண்டு.

தமது மரணத்தைப் பற்றி எனது குரு Dr. கோப்பிக்கர் அவர்கள் கூறிய கருத்து: 'மகாத்மா காந்தி அவர்கள் இறப்பால் இந்தியா அழியவில்லை. அண்ணாதுரை அவர்கள் மரணத்தால் தமிழ்நாடு அழியவில்லை. ஹானிமேன் அவர்கள் மறைவால் ஹோமியோபதி அழியவில்லை. ஒருவர் மறைந்தாலும் அவருடைய சித்தாந்தங்களும், அவர்கள் செய்த நல்ல காரியங்களும் மறைவதில்லை. ஆகவே, என் மரணத்தைப் பற்றி நீங்கள் யாரும் கவலைப்படாதீர்கள்.'

வாழ்க்கையை முழுமையாக வாழ்ந்தவர்கள் மட்டுமே இப்படிச் சொல்ல முடியும்.

வாழ்க்கையை எளிமையாக, முழுமையாக அர்த்தமுள்ளதாக வாழும் ஒவ்வொருவரும் இயற்கையில் தானாக வரும் மரணத்தை மகிழ்ச்சியாக ஏற்றுக்கொள்வார்கள் என்பதில் எள்ளளவும் சந்தேகமில்லை.

24

வெளியேறிய பின்

மன நிம்மதியுடன் வாழத் தேவையான மூன்று அம்சங்கள்:

1. கடமையைச் செய்யுங்கள்; எதிர்பார்ப்புகளைக் குறைத்துக் கொள்ளுங்கள்.
   – இது பகவத் கீதை கற்றுத்தரும் மிகச் சிறந்த பாடமாகும்.
2. உளமார வாழுங்கள்; நிகழ் காலத்தில் வாழுங்கள்.

நேற்று என்பது முடிந்துபோன ஒன்று, திரும்பப் பெற முடியாது. நேற்று எனும் சரித்திரத்திலிருந்து நல்லது எது, கெட்டது எது என அறிந்துகொள்வோம். நல்லதை நிகழ் காலத்திற்குக் கொண்டு வருவோம். கெட்டதைக் கடந்த காலத்திலேயே விட்டுவிடுவோம்.

நாளை என்பது இதுவரையும் வராத ஒன்று. நாளை என்பது எப்படி இருக்கும் என்று ஊகிக்கலாம். ஆனால் நாம் ஊகித்தபடிதான் நடக்கும் என்று சொல்ல முடியாது. நாளை என்பது ஒரு கனவு. அது நனவாக நம்பிக்கை கொள்வோம்; ஆனால் கவலைப்படக் கூடாது.

இன்று அதிலும் இப்பொழுது என்பது மட்டுமே நமது கட்டுப்பாட்டிற்குள் உள்ளதாகும். அதனைப் பொறுப்புடனும், மகிழ்ச்சியுடனும் கழித்தால் நாளையப் பொழுது விடியும்போது நேற்றைப் பற்றிய கவலை எதுவும் இருக்காது.

இது எல்லா மதங்களும், முக்கியமாக புத்த மதம் போதிக்கும் ஓர் உண்மையாகும்.

3. எல்லோரிடமும் அன்பு பாராட்டுங்கள்.

'அன்புற்று அமர்ந்த வழக்கென்ப வையகத்து இன்புற்றார் எய்தும் சிறப்பு.'

'நாம் இன்புற்று வாழ வேண்டும் என்றால் அன்பு உள்ளத்துடன் வாழவேண்டும்' என்று திருவள்ளுவர் அறிவுறுத்துகிறார்.

'அன்புதான் நம்மை மேம்படுத்தும்' எனும் கருத்தை ஏசுநாதரும் நமக்குப் போதிக்கிறார்.

அன்பு என்பது நாம் மற்றவர்கள் மேலும், மற்ற உயிரினங்கள் மேலும் காட்டுவது மட்டுமல்ல, நம்மை நாமே அன்பாக நடத்திக் கொள்ளவும் வேண்டும். அது எப்படி?

4. உங்களுக்காக வாழுங்கள்.

உங்கள் வாழ்க்கைக்குப் பொறுப்பு நீங்களே. மற்றவர்களைத் திருப்திப்படுத்துவதற்காக உங்கள் வாழ்க்கையின் சிறப்பை இழக்காதீர்கள். உங்கள் தகுதிக்கு உட்பட்டு மற்றவர்களுக்கு உதவுங்கள். உங்கள் வாழ்க்கையைச் சிதைத்து மற்றவர்கள் வாழ்க்கையைச் சிறப்பிக்க வேண்டியதில்லை.

ஒவ்வொரு மனிதனும் தனக்குத் தானே வாழ்ந்து, சமூகத்துடன் இணைந்து செயல்பட்டால் மனித சமூகம் முழுவதும் மேன்மைப்படும்.

நலமுடன் வாழ்வீர்! வாழ்த்துகள்!

* * *